Der Kneipp-Einkaufsführer Kalorien

W0409874

KNEIPP VERLAG
natürlich gesund

Die Rezeptberechnungen wurden mit dem ernährungswissenschaftlichen Programm EWP der Firma dato Denkwerkzeuge berechnet.

ISBN 3-902191-10-4

Autorin: Univ.-Doz. Mag. Dr. Ingrid Kiefer, Universität Wien, A-1090 Wien.

Datenbearbeitung: Susi Panuschka.

Layout, Fotosatz, technische Bearbeitung:
Verlag des Österreichischen Kneippbundes Ges.m.b.H.

Druck: Druckerei Theiss GmbH, A-9431 St. Stefan.

2. Auflage Leoben, Oktober 2002

Inhalt

Vorwort

Mit dem Kneipp-Einkaufsführer Kalorien gibt es eine Nährwerttabelle, die Ihnen beim Einkaufen, beim Vergleichen von Nahrungsmitteln oder beim Überprüfen von Rezepten hilft.

Mit diesem Kneipp-Einkaufsführer können Sie ganz leicht ermitteln, wie viele Kalorien bestimmte Nahrungsmittel haben. Darüber hinaus gibt er aber auch Auskunft darüber, wie hoch der Anteil an den Energie liefernden Nährstoffen Eiweiß, Fett und Kohlenhydrate in den jeweiligen Lebensmitteln ist.

Besonders vorteilhaft ist, dass die Nährwertangaben immer pro Portion oder Stück oder Packung angegeben sind. Man isst im Allgemeinen einen Apfel oder einen Keks und nicht 100 g davon. Damit muss man nicht mühevoll alle Produkte abwiegen und dann auch noch berechnen. Diese Arbeit hat die Autorin bereits für Sie erledigt.

Der Kneipp-Einkaufsführer Kalorien ist ein perfekter Helfer auf dem Weg zu einer ausgewogenen Ernährung, da Sie Ihre Lebensmittel gesundheitsbewusster auswählen können.

Univ.-Prof. Dr. Michael Kunze

Vorstand des Instituts für Sozialmedizin der Universität Wien

Was sollen wir essen?
Zusammensetzung unserer Nahrung

Eiweiß

Eiweiß dient dem Körper als Aufbausubstanz und lässt sich durch keinen anderen Nährstoff ersetzen.

Die empfohlene Eiweißzufuhr für den Erwachsenen liegt bei durchschnittlich 0,8 g pro kg Körpergewicht pro Tag. Einen erhöhten Bedarf haben Kinder, Jugendliche, Schwangere, Stillende und Schwerarbeiter. Ein Gramm Eiweiß liefert 4,1 kcal. Eiweißreich sind sämtliche Milchprodukte, Fisch, Fleisch und das Ei. Aber auch pflanzliche Lebensmittel liefern Eiweiß, zum Beispiel Getreideprodukte, Kartoffeln und Hülsenfrüchte.

Jedoch ist zu berücksichtigen, dass pflanzliches Eiweiß auf Grund seiner Zusammensetzung nicht so hochwertig ist wie tierisches Eiweiß.

10 bis 15 % der Nahrungsenergie sollten in Form von Eiweiß konsumiert werden.

Zwei Drittel des täglich zugeführten Eiweißes sollten aus pflanzlicher Kost (Getreide, Kartoffeln, Hülsenfrüchte) und ein Drittel aus tierischer Kost stammen.

Fett

Man unterscheidet:

- Fette mit einem hohen Gehalt an gesättigten Fettsäuren, z. B. Rindertalg oder Kokosfett,
- Fette mit einem hohen Gehalt an einfach ungesättigten Fettsäuren, z. B. Olivenöl oder Erdnussöl,
- Fette mit einem relativ hohen Anteil an mehrfach ungesättigten Fettsäuren, z. B. Distelöl, Sonnenblumenöl, Sojaöl oder Maiskeimöl.

Fette mit einem hohen Anteil an ungesättigten Fettsäuren können den Cholesterinspiegel des Blutes senken. Sie sollten deshalb anstelle von gesättigten Fettsäuren, die vor allem in tierischen Fetten enthalten sind, konsumiert werden, da diese den Cholesterinspiegel erhöhen. Fett dient dem Körper zur Energiebereitstellung. 1 g liefert 9,3 kcal, also doppelt so viel wie Eiweiß oder Kohlenhydrate.

Nicht mehr als 30 % der Nahrungsenergie sollten in Form von Fett zugeführt werden.

Täglich sollten nicht mehr als 24 Gramm als Streichfett konsumiert werden. 30 % der Nahrungsenergie sind bei einer Energiezufuhr von 2.000 kcal/Tag rund 65 g Fett, bei 1.500 kcal/Tag 48 g Fett.

Kohlenhydrate

Kohlenhydrate sind wesentliche Bestandteile unserer Nahrung und unentbehrlich für den Ablauf des normalen Stoffwechsels.

Man unterscheidet:

- Kohlenhydrate, die rasch aufgenommen werden, z. B. Zucker, Mehl, Mais, Kartoffeln oder andere stärkehaltige Produkte sowie Obstsäfte,
- Kohlenhydrate, die langsam aufgenommen werden, etwa aus ballaststoffreichen Produkten wie Obst, Gemüse und Vollkornprodukten,
- Kohlenhydrate, die vom menschlichen Organismus nicht oder nur schwer abbaubar sind (Ballaststoffe).

Kohlenhydrathaltige Nahrungsmittel sind Getreide, Getreideprodukte, Obst und Gemüse.

Diese Nahrungsmittel liefern nicht nur notwendige Energie, sondern auch viele Vitamine, Mineralstoffe und Ballaststoffe und andere Pflanzeninhaltsstoffe, die vorbeugend gegen viele Krankheiten wirken.

55 bis 60 % der täglichen Nahrungsenergie sollten in Form von Kohlenhydraten konsumiert werden.

Ballaststoffe

Ballaststoffe sind Bestandteile von Zellwänden.

Wichtige Funktionen:

- Sie regeln die Darmtätigkeit, indem sie im Darm wie ein Schwamm wirken. Sie saugen sich mit Wasser voll, quellen auf und sorgen so für ein ausreichendes Volumen des Darminhaltes bis in die unteren Darmabschnitte. Der dadurch ausgelöste mechanische Druck regt auf natürliche Weise die Darmbewegung an und wirkt so einer Verstopfung entgegen. Aber Achtung: Wird zu wenig getrunken, können sich die Ballaststoffe nicht voll saugen und aufquellen und als Folge besteht sogar die Gefahr einer schlimmen Verstopfung.
- Ballaststoffe helfen mit, Schadstoffe und mögliche Krebs erregende Stoffe schneller auszuscheiden.
- Sie verzögern die Magenentleerung, wodurch der Sättigungseffekt der Nahrung erhöht wird.
- Sie binden im Darm Gallensäuren, wodurch dem Körper auf natürliche Weise Cholesterin entzogen und zugleich der Cholesterinspiegel gesenkt wird.

Energiezufuhr

Eine Kalorie drückt den Energiegehalt der Nahrung aus, aber auch die Energie, die der Körper zur Verrichtung von Arbeit benötigt, um 1 Liter Wasser um 1 Grad Celsius zu erwärmen.

Die tägliche Energiezufuhr sollte aber dem täglichen Energieverbrauch entsprechen.

Wird dem Körper aber mehr Energie zugeführt, als er braucht, wird diese in Fett umgewandelt und im Körper als Depotfett gespeichert (= Gewichtszunahme).

Werden beispielsweise täglich nur 1 Esslöffel Öl oder 5 Teelöffel Zucker über den Bedarf hinaus gegessen, bedeutet das eine Gewichtszunahme von 9 Gramm pro Tag, das entspricht theoretisch in fünf Jahren einer Gewichtszunahme von 16,5 Kilogramm.

Genaue Informationen zum Thema Gewichtsreduktion erhalten Sie unter der folgenden Adresse: Institut für Sozialmedizin der Universität Wien, Rooseveltplatz 3, 1090 Wien.

Zusammensetzung der Nahrung

Vernünftig und sinnvoll ist in erster Linie eine abwechslungsreiche Mischkost, da es kein einziges Lebensmittel gibt, in dem alle Nährstoffe entsprechend unseres täglichen Bedarfes enthalten sind.

Um sich gesund und abwechslungsreich zu ernähren, soll man täglich mindestens 200 g Obst, 200 g Gemüse oder Kartoffeln, ein Milchprodukt und ein Getreideprodukt (bevorzugt Vollkornprodukte) konsumieren. Fleisch- und Wurstwaren sollten höchstens 2-mal pro Woche gegessen werden und pro Woche sollte mindestens eine Fischmahlzeit am Speiseplan stehen. Als einfache Richtlinie gilt: Mehr von der Pflanze, weniger vom Tier.

10 bis 15 % der Nahrungsenergie sollten aus Eiweiß, 55 bis 60 % aus Kohlenhydraten und höchstens 30 % aus Fetten stammen.

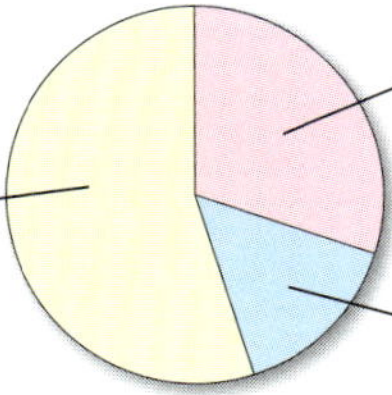

Hinweise zur Benutzung der Tabelle

Alle Nahrungsmittel sind in Gruppen eingeteilt, wobei sich in den einzelnen Gruppen wieder Unterteilungen finden. Suchen Sie zum Beispiel nach Camembert, so finden Sie diesen in der Nahrungsmittelgruppe Milch/Milchprodukte und hier im Unterverzeichnis Käse.

Lebensmittel-Untergruppe

LEBENSMITTEL	Pkg./Port./Stk./EL Menge (g)	kcal/Portion	**kcal/100 g**	Nährstoffgehalt/Portion Prozentanteil/Kalorien EW	F	KH
FLEISCH						
Bauchfleisch Kalb mittelfett	1 Port. (150 g)	263	**176**	26,2 g 39 %	17,8 g 61 %	0,0 g 0 %
Bauchfleisch Rind	1 Port. (150 g)	377	**251**	26,2 g 27 %	30,6 g 73 %	0,0 g 0 %
Bauchfleisch Schwein mittelfett	1 Port. (150 g)	480	**320**	23,9 g 20 %	43,3 g 80 %	0,0 g 0 %
Bratenfleisch Kalb mittelfett	1 Port. (150 g)	187	**125**	28,9 g 62 %	7,9 g 38 %	0,0 g 0 %
Bratenfleisch Rind mittelfett	1 Port. (150 g)	233	**155**	29,4 g 50 %	12,9 g 50 %	0,0 g 0 %
Bratenfleisch Schwein	[illegible]	[illegible]	[illegible]	[illegible]	[illegible]	[illegible]

Lebensmittel in alphabetischer Reihenfolge — *übliche Portionsgröße* — *kcal* — *kcal* — *Gramm/Portion Prozentanteile*: *Eiweiß*, *Fett*, *Kohlenhydrate*

Pro Lebensmittel können Sie sehr leicht den Energiegehalt pro Portion, den Energiegehalt pro 100 Gramm und den Nährwertgehalt von Eiweiß, Fett und Kohlenhydraten pro Portion sowie die Energieprozente dieser Nährstoffe ersehen.

Die Spalte 2 zeigt die übliche Portionsgröße. In Spalte 3 sieht man die Kalorien der angegebenen Portionsgröße und in der 4. Spalte den Kalorienwert (kcal) pro 100 Gramm.

In der letzten Spalte stehen die Grammangaben für Eiweiß, Fett und Kohlenhydrate und der Prozentanteil dieser Nährstoffe an den Gesamtkalorien (= Energieprozent).

Die Grammangaben der Nährstoffe beziehen sich auf die errechnete Portionsgröße, wenn diese fehlt, auf die 100 Gramm-Angaben. Aus ernährungspysiologischer Sicht sind Nahrungsmittel, die weniger als 30 % (Energieprozent) Fett liefern, besonders günstig.

Möchten Sie Kalorien einsparen, weil Sie gerade abnehmen, sollten Sie die Produkte essen, die wenig Energie haben, aber auch einen niedrigen Fettanteil.

Schauen Sie sich die Tabelle durch und wählen Sie vor allem die Lebensmittel, deren prozentueller Fettwert gering ist.

Müssen Sie aber auf Grund einer Diät auf eiweißreiche Lebensmittel verzichten, sehen Sie auf einen Blick, welche das sind – natürlich die, bei denen der Wert für Eiweiß sehr hoch ist.

Bei den Nährwertangaben handelt es sich immer um Durchschnittswerte. Die Nährwertangaben ohne Firmennamen wurden dem BLS unter Zuhilfenahme des ernährungswissenschaftlichen Programmes EWP entnommen.

Die Angaben für Obst und Gemüse beziehen sich auf die Rohware unter Berücksichtigung des Küchenabfalls (Beispiel: Die Nährwertangabe für eine Banane ist für eine bereits geschälte Banane). Die Werte für Fleisch und Fisch beziehen sich auf die ungekochte Ware.

Wenn ein Firmenname angeführt ist, wurden uns diese Werte von der entsprechenden Firma zur Verfügung gestellt oder sie wurden der Verpackung entnommen. Die Umrechnung in die Portionsgrößen und in die Energieprozente erfolgte von uns. Wir möchten uns hier sehr herzlich bei allen Firmen bedanken, die uns ihre Nährwertangaben zur Verfügung gestellt haben.

Trotz ausführlicher und sehr sorgfältiger Recherche können wir keine Gewähr bezüglich Vollständigkeit und Richtigkeit der Werte abgeben.

Abkürzungen in den Tabellen

TL	=	Teelöffel
EL	=	Esslöffel
Msp.	=	Messerspitze
F. i. T.	=	Fett in der Trockenmasse
i. D.	=	im Durchschnitt
Pkg.	=	Packung
Päck.	=	Päckchen
Port.	=	Portion
Taf.	=	Tafel
Stk.	=	Stück
Sch.	=	Scheibe
Schw.	=	Schwanz
Be.	=	Becher
EW	=	Eiweiß
F	=	Fett
KH	=	Kohlenhydrate
kcal	=	Kalorien
-	=	kein Wert
>	=	größer
<	=	kleiner
kcal/100 g	=	übliche Einkaufsmenge (deshalb in der Liste fett hervorgehoben)

Diverse Abweichungen ergeben sich durch Rundungsdifferenzen.

LEBENSMITTEL	Pkg./Port./ Stk./EL Menge (g)	kcal/ Portion	**kcal/ 100 g**	Nährstoffgehalt/Portion Prozentanteil/Kalorien EW	F	KH
FLEISCH						
Bauchfleisch Kalb mittelfett	1 Port. (150 g)	263	**176**	26,2 g 39 %	17,8 g 61 %	0,0 g 0 %
Bauchfleisch Rind	1 Port. (150 g)	377	**251**	26,2 g 27 %	30,6 g 73 %	0,0 g 0 %
Bauchfleisch Schwein mittelfett	1 Port. (150 g)	480	**320**	23,9 g 20 %	43,3 g 80 %	0,0 g 0 %
Bratenfleisch Kalb mittelfett	1 Port. (150 g)	187	**125**	28,9 g 62 %	7,9 g 38 %	0,0 g 0 %
Bratenfleisch Rind mittelfett	1 Port. (150 g)	233	**155**	29,4 g 50 %	12,9 g 50 %	0,0 g 0 %
Bratenfleisch Schwein mittelfett	1 Port. (150 g)	265	**177**	29,9 g 45 %	16,3 g 55 %	0,0 g 0 %
Brust Huhn	1 Port. (150 g)	153	**102**	35,3 g 93 %	1,1 g 7 %	0,0 g 0 %
Brust Kalb mittelfett	1 Port. (150 g)	197	**131**	27,9 g 57 %	9,4 g 43 %	0,0 g 0 %
Brust Pute	1 Port. (150 g)	160	**107**	36,2 g 91 %	1,5 g 9 %	0,0 g 0 %
Brust Rind	1 Port. (150 g)	392	**262**	25,8 g 26 %	32,5 g 74 %	0,0 g 0 %
Brust Schwein mittelfett	1 Port. (150 g)	281	**187**	29,4 g 41 %	18,3 g 59 %	0,0 g 0 %
Ente ganz	1 Port. (150 g)	248	**165**	28,4 g 45 %	15,0 g 55 %	0,0 g 0 %

LEBENSMITTEL	Pkg./Port./ Stk./EL Menge (g)	kcal/ Portion	**kcal/ 100 g**	Nährstoffgehalt/Portion Prozentanteil/Kalorien		
				EW	F	KH
Faschiertes gemischt	1 Port. (125 g)	373	**249**	32,6 g 35 %	24,1 g 58 %	6,8 g 7 %
Faschiertes vom Kalb	1 Port. (125 g)	185	**148**	24,7 g 53 %	9,6 g 47 %	0,0 g 0 %
Faschiertes vom Rind	1 Port. (125 g)	253	**202**	25,0 g 39 %	17,0 g 60 %	0,6 g 1 %
Faschiertes vom Schwein	1 Port. (125 g)	312	**250**	22,2 g 28 %	25,1 g 72 %	0,0 g 0 %
Filet Kalb	1 Port. (150 g)	167	**111**	30,3 g 73 %	5,0 g 27 %	0,0 g 0 %
Filet Rind	1 Port. (150 g)	182	**121**	31,8 g 70 %	6,0 g 30 %	0,0 g 0 %
Filet Schwein mager	1 Port. (150 g)	161	**107**	33,0 g 83 %	3,0 g 17 %	0,0 g 0 %
Gans ganz	1 Port. (150 g)	252	**168**	18,3 g 29 %	20,1 g 71 %	0,0 g 0 %
Hirsch Fleisch	1 Port. (150 g)	170	**113**	30,9 g 73 %	5,0 g 27 %	0,0 g 0 %
Huhn Flügel	1 Port. (150 g)	313	**208**	24,8 g 31 %	24,0 g 69 %	0,0 g 0 %
Huhn ganz	1 Port. (150 g)	175	**117**	27,2 g 62 %	7,3 g 38 %	0,0 g 0 %
Kalb Bries	1 Port. (150 g)	150	**100**	25,8 g 69 %	5,1 g 31 %	0,0 g 0 %
Kalb Kugel (Frikandeau)	1 Port. (150 g)	153	**102**	31,9 g 84 %	2,6 g 16 %	0,0 g 0 %

LEBENSMITTEL	Pkg./Port./ Stk./EL Menge (g)	kcal/ Portion	**kcal/ 100 g**	Nährstoffgehalt/Portion Prozentanteil/Kalorien		
				EW	F	KH
Keule (Schlegel) Huhn	1 Port. (150 g)	259	**173**	27,2 g 42 %	16,8 g 58 %	0,0 g 0 %
Keule (Schlegel) Kalb mittelfett	1 Port. (150 g)	169	**112**	31,5 g 75 %	4,6 g 25 %	0,0 g 0 %
Keule (Schlegel) Rind mittelfett	1 Port. (150 g)	222	**148**	30,0 g 54 %	11,4 g 46 %	0,0 g 0 %
Keule (Schlegel) Schwein mittelfett	1 Port. (150 g)	220	**147**	31,3 g 57 %	10,5 g 43 %	0,0 g 0 %
Kochfleisch Kalb mittelfett	1 Port. (150 g)	197	**131**	27,9 g 57 %	9,4 g 43 %	0,0 g 0 %
Kochfleisch Rind mittelfett	1 Port. (150 g)	339	**225**	29,8 g 35 %	24,6 g 65 %	0,0 g 0 %
Kochfleisch Schwein mittelfett	1 Port. (150 g)	281	**187**	29,4 g 41 %	18,3 g 59 %	0,0 g 0 %
Kochfleisch Suppenhuhn	1 Port. (150 g)	385	**257**	28,5 g 29 %	30,4 g 71 %	0,0 g 0 %
Kotelett Kalb	1 Port. (150 g)	220	**147**	28,6 g 52 %	11,7 g 48 %	0,0 g 0 %
Kotelett Rind mittelfett	1 Port. (150 g)	239	**160**	28,5 g 47 %	14,0 g 53 %	0,0 g 0 %
Kotelett Schwein mittelfett	1 Port. (150 g)	255	**170**	30,8 g 48 %	14,7 g 52 %	0,0 g 0 %
Lamm Fleisch mittelfett	1 Port. (150 g)	333	**222**	25,7 g 31 %	25,8 g 69 %	0,0 g 0 %
Leber Kalb	1 Port. (150 g)	208	**139**	30,2 g 58 %	6,6 g 29 %	6,9 g 13 %

LEBENSMITTEL	Pkg./Port./ Stk./EL Menge (g)	kcal/ Portion	**kcal/ 100 g**	Nährstoffgehalt/Portion Prozentanteil/Kalorien		
				EW	F	KH
Leber Rind	1 Port. (150 g)	208	**139**	30,7 g 70 %	5,8 g 30 %	8,0 g 0 %
Leber Schwein	1 Port. (150 g)	175	**117**	29,1 g 67 %	5,0 g 26 %	3,2 g 7 %
Leber Huhn	1 Port. (150 g)	206	**137**	30,0 g 58 %	6,8 g 30 %	6,0 g 12 %
Lende Kalb mager	1 Port. (150 g)	167	**111**	30,3 g 73 %	5,0 g 27 %	0,0 g 0 %
Lende Rind	1 Port. (150 g)	182	**121**	31,8 g 60 %	6,0 g 25 %	0,0 g 15 %
Muskelfleisch Kalb	1 Port. (150 g)	141	**94**	31,9 g 92 %	1,2 g 8 %	0,0 g 0 %
Muskelfleisch Rind	1 Port. (150 g)	163	**108**	33,0 g 82 %	2,8 g 16 %	0,8 g 2 %
Nacken Kalb mittelfett	1 Port. (150 g)	192	**128**	29,3 g 61 %	8,3 g 39 %	0,0 g 0 %
Nacken Rind mittelfett	1 Port. (150 g)	239	**160**	28,5 g 47 %	14,0 g 53 %	0,0 g 0 %
Pute ganz	1 Port. (150 g)	232	**154**	30,4 g 52 %	12,3 g 48 %	0,0 g 0 %
Reh Fleisch mittelfett	1 Port. (150 g)	184	**122**	33,6 g 74 %	5,3 g 26 %	0,0 g 0 %
Rind Ochsenschwanz	1 Port. (150 g)	275	**183**	30,2 g 43 %	17,3 g 57 %	0,0 g 0 %
Rind Roastbeef	1 Port. (150 g)	360	**240**	48,3 g 53 %	18,5 g 46 %	0,3 g 1 %

LEBENSMITTEL	Pkg./Port./ Stk./EL Menge (g)	kcal/ Portion	**kcal/ 100 g**	Nährstoffgehalt/Portion Prozentanteil/Kalorien		
				EW	F	KH
Rind Rostbraten	1 Port. (150 g)	357	**238**	35,0 g 39 %	22,9 g 58 %	3,1 g 3 %
Tatar	1 Port. (150 g)	170	**113**	32,1 g 76 %	4,5 g 24 %	0,0 g 0 %
Schnitzel Kalb mittelfett	1 Port. (150 g)	169	**112**	31,5 g 75 %	4,6 g 25 %	0,0 g 0 %
Schnitzel Rind mittelfett	1 Port. (150 g)	222	**148**	30,0 g 54 %	11,4 g 46 %	0,0 g 0 %
Schnitzel Schwein mager	1 Port. (150 g)	160	**107**	33,3 g 84 %	2,8 g 16 %	0,0 g 0 %
Schulter Kalb mittelfett	1 Port. (150 g)	187	**125**	28,9 g 62 %	7,9 g 38 %	0,0 g 0 %
Schulter Rind mittelfett	1 Port. (150 g)	233	**155**	29,4 g 50 %	12,9 g 50 %	0,0 g 0 %
Schulter Schwein mittelfett	1 Port. (150 g)	265	**177**	29,9 g 45 %	16,3 g 55 %	0,0 g 0 %
Schwein Bauchspeck	1 Port. (150 g)	1.194	**796**	4,4 g 1 %	133 g 99 %	0,0 g 0 %
Schwein Geselchtes	1 Port. (150 g)	300	**200**	31,5 g 42 %	19,5 g 58 %	0,0 g 0 %
Schwein Schopfbraten mittelfett	1 Port. (150 g)	298	**199**	29,5 g 39 %	20,2 g 61 %	0,0 g 0 %
Steak Kalb mittelfett	1 Port. (150 g)	220	**147**	28,6 g 52 %	11,7 g 48 %	0,0 g 0 %
Steak Rind mittelfett	1 Port. (150 g)	220	**146**	33,0 g 60 %	9,7 g 40 %	0,0 g 0 %

LEBENSMITTEL	Pkg./Port./ Stk./EL Menge (g)	kcal/ Portion	**kcal/ 100 g**	Nährstoffgehalt/Portion Prozentanteil/Kalorien		
				EW	F	KH
Steak Schwein mittelfett	1 Port. (150 g)	255	**170**	30,8 g 48 %	14,7 g 52 %	0,0 g 0 %
Stelze Kalb (hintere) mager	1 Port. (150 g)	184	**123**	31,0 g 67 %	6,6 g 33 %	0,0 g 0 %
Stelze Kalb (vordere)	1 Port. (150 g)	222	**148**	29,9 g 54 %	11,4 g 46 %	0,0 g 0 %
Stelze Schwein mittelfett	1 Port. (150 g)	267	**178**	30,5 g 45 %	16,2 g 55 %	0,0 g 0 %
WURST						
Augsburger	1 Stk. (150 g)	408	**272**	16,5 g 16 %	37,2 g 81 %	3,2 g 3 %
Beinschinken	1 Sch. (30 g)	44	**147**	5,7 51 %	2,4 49 %	0,0 g 0 %
Beskiden	1 Sch. (5 g)	14	**280**	0,9 g 25 %	1,2 g 75 %	0,0 g 0 %
Blutwurst	1 Port. (200 g)	760	**380**	37,6 g 19 %	67,9 g 80 %	1,8 g 1 %
Bratwurst	1 Stk. (150 g)	525	**350**	20,9 g 15 %	49,6 g 84 %	0,5 g 1 %
Bratwürstel	1 Stk. (125 g)	343	**274**	24,6 g 28 %	27,1 g 71 %	0,4 g 1 %
Braunschweiger	1 Sch. (9 g)	28	**309**	1,5 g 22 %	2,4 g 78 %	0,0 g 0 %
Burenwurst	1 Stk. (150 g)	484	**323**	18,7 g 15 %	45,9 g 84 %	0,3 g 1 %

LEBENSMITTEL	Pkg./Port./ Stk./EL Menge (g)	kcal/ Portion	**kcal/ 100 g**	Nährstoffgehalt/Portion Prozentanteil/Kalorien		
				EW	F	KH
Cervelatwurst	1 Sch. (20 g)	72	**358**	3,9 g 21 %	6,3 g 78 %	0,1 g 1 %
Debreziner	1 Stk. (125 g)	421	**337**	18,1 g 16 %	39,2 g 83 %	0,3 g 1 %
Dürre Kranz	1 Sch. (10 g)	18	**355**	0,8 g 18 %	1,6 g 82 %	0,0 g 0 %
Extrawurst	1 Sch. (10 g)	27	**270**	1,1 g 16 %	2,5 g 83 %	0,1 g 1 %
Extrawurst leicht 14 % Fett	1 Sch. (10 g)	17	**170**	1,2 g 27 %	1,4 g 73 %	0,0 g 0 %
Florentiner	1 Sch. (10 g)	30	**295**	1,4 g 19 %	2,7 g 81 %	0,0 g 0 %
Frankfurter 24 % Fett	1 Paar (98 g)	252	**257**	12,0 g 9 %	22,9 g 90 %	0,7 g 1 %
Frankfurter Pute	1 Paar (98 g)	170	**174**	17,6 g 41 %	11,0 g 59 %	0,0 g 0 %
Grillwürstel	1 Paar (125 g)	358	**286**	19,3 g 21 %	31,3 g 78 %	0,3 g 1 %
Jagdwurst 22 % Fett	1 Sch. (7 g)	19	**260**	1,0 g 22 %	1,5 g 76 %	0,1 g 2 %
Jausenwurst	1 Sch. (7 g)	18	**249**	1,2 g 27 %	1,4 g 73 %	0,0 g 0 %
Kabanossi 40 % Fett	1 Port. (30 g)	134	**447**	7,2 g 21 %	12,0 g 79 %	0,0 g 0 %
Kalbspariser	1 Sch. (10 g)	22	**223**	1,2 g 21 %	2,0 g 79 %	0,0 g 0 %

LEBENSMITTEL	Pkg./Port./ Stk./EL Menge (g)	kcal/ Portion	**kcal/ 100 g**	Nährstoffgehalt/Portion Prozentanteil/Kalorien		
				EW	F	KH
Kantwurst 43 % Fett	1 Sch. (7 g)	34	**480**	1,7 g 20 %	3,0 g 80 %	0,0 g 0 %
Käsekrainer	1 Stk. (150 g)	488	**325**	28,6 g 23 %	42,0 g 77 %	0,0 g 0 %
Käseschinkenwurst	1 Sch. (10 g)	23	**227**	1,8 g 32 %	1,7 g 68 %	0,0 g 0 %
Käsewurst	1 Sch. (10 g)	28	**282**	2,1 g 30 %	2,2 g 70 %	0,0 g 0 %
Klobasse	1 Stk. (150 g)	370	**246**	23 g 25 %	30,3 g 73 %	2,1 g 2 %
Knackwurst	1 Stk. (125 g)	310	**248**	15,6 g 20 %	27,1 g 78 %	1,3 g 2 %
Knacker Pute	1 Stk. (125 g)	239	**192**	16,3 g 27 %	19,6 g 73 %	0,0 g 0 %
Knoblauchwurst	1 Sch. (10 g)	45	**453**	2,2 g 19 %	4,1 g 81 %	0,0 g 0 %
Krainer	1 Stk. (150 g)	497	**331**	17,6 g 14 %	47,8 g 85 %	0,3 g 1 %
Krakauer	1 Sch. (10 g)	14	**142**	2,2 g 62 %	0,6 g 38 %	0,0 g 0 %
Kümmelbraten	1 Sch. (30 g)	98	**326**	5,0 g 20 %	8,8 g 80 %	0,0 g 0 %
Lachsschinken	1 Sch. (30 g)	60	**201**	7,2 g 49 %	3,3 g 51 %	0,0 g 0 %
Landjäger	1 Sch. (10 g)	37	**374**	1,4 g 15 %	3,6 g 85 %	0,0 g 0 %

LEBENSMITTEL	Pkg./Port./ Stk./EL Menge (g)	kcal/ Portion	**kcal/ 100 g**	Nährstoffgehalt/Portion Prozentanteil/Kalorien		
				EW	F	KH
Leberkäse	1 Sch. (40 g)	120	**299**	6,3 g 21 %	10,5 g 78 %	0,2 g 1 %
Leberkäse Pute	1 Sch. (40 g)	68	**170**	4,6 g 27 %	5,6 g 73 %	0,0 g 0 %
Leberpastete	1 Port. (30 g)	95	**316**	3,7 g 15 %	9,0 g 84 %	0,1 g 1 %
Leberstreichwurst	1 Port. (30 g)	96	**320**	4,2 g 17 %	8,9 g 83 %	0,0 g 0 %
Lyoner	1 Sch. (10 g)	24	**243**	1,5 g 24 %	2,1 g 76 %	0,0 g 0 %
Mettwurst 38 % Fett	1 Port. (30 g)	117	**390**	4,1 g 14 %	11,4 g 86 %	0,0 g 0 %
Mortadella	1 Sch. (30 g)	97	**322**	4,2 g 17 %	8,9 g 82 %	0,1 g 1 %
Oderberger	1 Sch. (10 g)	29	**290**	1,5 g 20 %	2,6 g 80 %	0,0 g 0 %
Pariser	1 Sch. (10 g)	20	**202**	1,2 g 24 %	1,7 g 76 %	0,0 g 0 %
Pikantwurst	1 Sch. (10 g)	23	**227**	1,1 g 20 %	2,0 g 80 %	0,0 g 0 %
Polnische	1 Sch. (10 g)	32	**319**	1,7 g 21 %	2,8 g 79 %	0,0 g 0 %
Press-Schinken	1 Sch. (30 g)	60	**200**	6,3 g 42 %	3,9 g 58 %	0,0 g 0 %
Press-Wurst	1 Sch. (100 g)	178	**178**	14,4 g 32 %	13,5 g 68 %	0,0 g 0 %

LEBENSMITTEL	Pkg./Port./Stk./EL Menge (g)	kcal/ Portion	kcal/ 100 g	Nährstoffgehalt/Portion Prozentanteil/Kalorien EW	F	KH
Putenextra	1 Sch. (10 g)	17	**167**	1,1 g 26 %	1,4 g 74 %	0,0 g 0 %
Salami	1 Sch. (5 g)	24	**479**	1,2 g 19 %	2,2 g 81 %	0,0 g 0 %
Saunaschinken	1 Sch. (30 g)	42	**139**	5,8 g 56 %	2,0 g 44 %	0,0 g 0 %
Schinken gekocht	1 Sch. (30 g)	38	**126**	6,3 g 66 %	1,4 g 34 %	0,0 g 0 %
Schinken roh	1 Sch. (30 g)	41	**136**	6,4 g 62 %	1,7 g 38 %	0,0 g 0 %
Schinkenwurst	1 Sch. (10 g)	12	**118**	1,9 g 68 %	0,4 g 32 %	0,0 g 0 %
Speck roh, geräuchert	1 Sch. (10 g)	80	**796**	0,3 g 1 %	8,9 g 99 %	0,0 g 0 %
Speck (Frühstücks-speck) durchwachsen	1 Sch. (10 g)	70	**697**	0,5 g 3 %	7,7 g 97 %	0,0 g 0 %
Tiroler	1 Sch. (12 g)	35	**294**	2,5 g 28 %	2,8 g 72 %	0,0 g 0 %
Toastblock	1 Sch. (30 g)	37	**123**	5,6 g 60 %	1,5 g 38 %	0,2 g 2 %
Waldviertler	1 Sch. (10 g)	35	**345**	2,2 g 25 %	2,9 g 75 %	0,0 g 0 %
Weißwurst Münchner	1 Stk. (125 g)	362	**289**	19,4 g 21 %	31,8 g 78 %	0,4 g 1 %
Wiener	1 Sch. (10 g)	30	**302**	1,4 g 18 %	2,8 g 82 %	0,0 g 0 %

LEBENSMITTEL	Pkg./Port./ Stk./EL Menge (g)	kcal/ Portion	kcal/ 100 g	Nährstoffgehalt/Portion Prozentanteil/Kalorien		
				EW	F	KH
FISCH						
Aal	1 Port. (150 g)	416	**277**	22,5 g 21 %	36,7 g 79 %	0,0 g 0 %
Austern	1 Stk. (20 g)	13	**63**	1,8 g 59 %	0,2 g 15 %	0,8 g 26 %
Bachsaibling	1 Port. (150 g)	145	**97**	28,8 g 80 %	3,2 g 20 %	0,0 g 0 %
Barsch	1 Port. (150 g)	123	**82**	27,6 g 91 %	1,2 g 9 %	0,0 g 0 %
Bismarckhering Konserve, abgetropft	1 Stk. (125 g)	225	**180**	19,3 g 34 %	14,6 g 59 %	4,0 g 7 %
Dorsch (Stockfisch, Kabeljau)	1 Port. (150 g)	115	**77**	26,1 g 92 %	1,0 g 8 %	0,0 g 0 %
Forelle	1 Port. (150 g)	170	**113**	30,8 g 73 %	5,0 g 27 %	0,0 g 0 %
Forelle geräuchert	1 Port. (75 g)	90	**120**	16,3 g 73 %	2,7 g 27 %	0,0 g 0 %
Garnele	1 Schw. (30 g)	30	**101**	6,1 g 81 %	0,5 g 15 %	0,3 g 4 %
Heilbutt	1 Port. (150 g)	145	**97**	30,2 g 84 %	2,6 g 16 %	0,0 g 0 %
Hering geräuchert	1 Port. (75 g)	163	**217**	14,4 g 35 %	11,8 g 65 %	0,0 g 0 %
Hering Konserve in Öl	1 Port. (50 g)	167	**335**	7,1 g 17 %	15,7 g 83 %	0,0 g 0 %

LEBENSMITTEL	Pkg./Port./ Stk./EL Menge (g)	kcal/ Portion	**kcal/ 100 g**	Nährstoffgehalt/Portion Prozentanteil/Kalorien		
				EW	F	KH
Karpfen	1 Port. (150 g)	173	**116**	27,0 g 62 %	7,2 g 38 %	0,0 g 0 %
Lachs	1 Port. (150 g)	196	**131**	27,6 g 56 %	9,5 g 44 %	0,0 g 0 %
Lachs geräuchert	1 Port. (75 g)	104	**138**	14,6 g 56 %	5,0 g 44 %	0,0 g 0 %
Lachs Konserve, in Öl	1 Port. (50 g)	138	**276**	7,2 g 21 %	12,3 g 79 %	0,0 g 0 %
Makrele	1 Port. (150 g)	274	**182**	28,5 g 41 %	17,8 g 59 %	0,0 g 0 %
Makrele geräuchert	1 Port. (75 g)	144	**192**	15,0 g 41 %	9,4 g 59 %	0,0 g 0 %
Matjesfilet	1 Stk. (80 g)	190	**237**	12,1 g 25 %	15,7 g 74 %	0,5 g 1 %
Matjeshering Konserve in Öl	1 Port. (50 g)	194	**388**	7,1 g 14 %	18,6 g 86 %	0,0 g 0 %
Matjeshering geräuchert	1 Port. (75 g)	215	**286**	14,3 g 26 %	17,7 g 74 %	0,0 g 0 %
Renke	1 Port. (150 g)	153	**102**	27,0 g 71 %	4,8 g 29 %	0,0 g 0 %
Rotbarsch	1 Port. (150 g)	161	**108**	27,9 g 69 %	5,4 g 31 %	0,0 g 0 %
Sardellenfilet Konserve	1 Stk. (4 g)	3	**80**	0,6 g 73 %	0,1 g 27 %	0,0 g 0 %
Sardine Konserve, in Öl	1 Port. (50 g)	133	**266**	7,6 g 22 %	11,6 g 78 %	0,0 g 0 %

LEBENSMITTEL	Pkg./Port./ Stk./EL Menge (g)	kcal/ Portion	**kcal/ 100 g**	Nährstoffgehalt/Portion Prozentanteil/Kalorien		
				EW	F	KH
Schillerlocken	1 Port. (75 g)	227	**302**	16,0 g 28 %	18,1 g 72 %	0,0 g 0 %
Scholle	1 Port. (150 g)	134	**90**	26,9 g 81 %	2,8 g 19 %	0,0 g 0 %
Schrimps			**91**	18,6 g 83 %	1,4 g 14 %	0,7 g 3 %
Seehecht	1 Port. (150 g)	139	**92**	25,8 g 75 %	3,8 g 25 %	0,0 g 0 %
Seelachs (geräuchert)	1 Port. (75 g)	104	**138**	14,6 g 56 %	5,0 g 44 %	0,0 g 0 %
Seeteufel	1 Port. (150 g)	111	**74**	22,4 g 81 %	2,3 g 19 %	0,0 g 0 %
Steinbutt	1 Port. (150 g)	125	**83**	25,0 g 81 %	2,6 g 19 %	0,0 g 0 %
Tunfisch	1 Port. (150 g)	333	**222**	33,0 g 39 %	22,5 g 61 %	0,0 g 0 %
Tunfisch Konserve, ohne Öl	1 Port. (50 g)	58	**115**	12,6 g 89 %	0,7 g 11 %	0,0 g 0 %
Tunfisch Konserve, in Öl	1 Port. (50 g)	174	**347**	8,6 g 19 %	15,7 g 81 %	0,0 g 0 %
Tunfisch Konserve, in Öl, abgetropft	1 Port. (50 g)	111	**222**	10,3 g 37 %	7,8 g 63 %	0,0 g 0 %
Wels	1 Port. (150 g)	243	**162**	22,9 g 37 %	16,9 g 63 %	0,0 g 0 %
Zander	1 Port. (150 g)	127	**84**	28,8 g 92 %	1,1 g 8 %	0,0 g 0 %

LEBENSMITTEL	Pkg./Port./ Stk./EL Menge (g)	kcal/ Portion	kcal/ 100 g	Nährstoffgehalt/Portion Prozentanteil/Kalorien EW	F	KH
MILCH, MILCHPRODUKTE						
Acidophilus Milch 3,6 % Fett	1/4 l	160	**64**	8,3 g 22 %	9,0 g 53 %	9,8 g 25 %
Bifidus Milch 3,8 % Fett	1/4 l	168	**67**	8,3 g 21 %	9,5 g 54 %	10,0 g 25 %
Buttermilch 1 % Fett	1/4 l	108	**43**	9,0 g 34 %	2,5 g 21 %	11,8 g 45 %
Buttermilchdrink mit Früchten, 1% Fett	1/4 l	175	**297**	7,3 g 17 %	2,2 g 12 %	30,0 g 71 %
Crème fraîche 36 % Fett	1 EL (15 g)	51	**338**	0,4 g 3 %	5,4 g 95 %	0,3 g 2 %
Extra Vollmilch 4,6 % Fett	1/4 l	183	**73**	8,0 g 18 %	11,5 g 58 %	10,8 g 24 %
Jogurt 1 % Fett	1 Be. (250 g)	106	**42**	8,5 g 35 %	2,5 g 23 %	10,2 g 42 %
Jogurt 3,6 % Fett	1 Be. (250 g)	177	**71**	10,2 g 24 %	9,0 g 47 %	12,3 g 29 %
Jogurtdrink 0,1 % Fett	1 Port. (250 g)	83	**33**	9,0 g 45 %	0,3 g 3 %	10,3 g 52 %
Kaffeeobers (-sahne) 15 % Fett	1 TL (5 g)	8	**163**	0,2 g 9 %	0,8 g 82 %	0,2 g 9 %
Kakaomilch	1/4 l	133	**53**	8,5 g 26 %	0,5 g 3 %	23,3 g 71 %
Kefir 3,5 % Fett	1 Be. (180 g)	119	**66**	5,9 g 22 %	6,3 g 52 %	7,2 g 26 %

LEBENSMITTEL	Pkg./Port./ Stk./EL Menge (g)	kcal/ Portion	kcal/ 100 g	Nährstoffgehalt/Portion Prozentanteil/Kalorien		
				EW	F	KH
Kinder Frischmilch	1/4 l	165	**66**	8,3 g 20 %	9,5 g 52 %	11,8 g 28 %
Leichtmilch 1 % Fett	1/4 l	105	**42**	8,5 g 32 %	2,5 g 22 %	3 g 46 %
Molke	1/4 l	62	**25**	2,0 g 13 %	0,6 g 9 %	11,7 g 78 %
Sahnejogurt mit Früchten 10 % Fett (gezuckert)	1 Be. (150 g)	219	**146**	4,1 g 7 %	11,7 g 49 %	23,9 g 44 %
Sauermilch 3,6 % Fett	1/4 l	160	**64**	8,3 g 22 %	9,0 g 53 %	9,8 g 25 %
Sauerrahm (saure Sahne) 15 % Fett	1 EL (15 g)	24	**162**	0,4 g 7 %	2,3 g 85 %	0,5 g 8 %
Schlagobers (-sahne) 36 % Fett	1 EL (15 g)	51	**340**	0,4 g 4 %	5,4 g 92 %	0,5 g 4 %
Vollmilch 3,6 % Fett	1/4 l	160	**64**	8,3 g 21 %	9,0 g 50 %	11,8 g 29 %
TOPFEN (Quark)						
Exquisa Quarkzubereitung mit Frucht 0,2 % Fett	1 Be. (500 g)	430	**86**	33,0 g 30 %	1,0 g 2 %	73,5 g 68 %
Fruchtpalette mit Frucht (Schärdinger)	1 Be. (125 g)	158	**126**	7,5 g 19 %	4,0 g 24 %	21,8 g 57 %
Obstgarten Diät mit Frucht (Danone)	1 Be. (125 g)	93	**74**	7,5 g 32 %	1,6 g 16 %	11,9 g 52 %
Obstgarten Diät Vanilla, div. Sorten (Danone)	1 Be. (125 g)	178	**142**	6,0 g 13 %	6,9 g 35 %	23,1 g 52 %

LEBENSMITTEL	Pkg./Port./ Stk./EL Menge (g)	kcal/ Portion	**kcal/ 100 g**	Nährstoffgehalt/Portion Prozentanteil/Kalorien		
				EW	F	KH
Obstgarten Sommer mit Früchten (Danone)	1 Be. (125 g)	171	**137**	6,1 g 14 %	7,1 g 38 %	20,5 g 48 %
Topfen (Quark) mager	1 EL (30 g)	22	**73**	3,8 g 72 %	0,1 g 4 %	1,3 g 24 %
Topfen (Quark) 20 % F. i. T.	1 EL (30 g)	31	**104**	3,3 g 44 %	1,4 g 42 %	1,1 g 14 %
Topfen (Quark) 40 % F. i. T.	1 EL (30 g)	41	**137**	3,1 g 30 %	2,7 g 60 %	1,0 g 10 %
Topfencreme mit Jogurt verfeinert div. Sorten 4 % Fett (Danone)	1 Be. (180 g)	225	**125**	9,5 g 17 %	7,4 g 30 %	29,9 g 53 %
SONSTIGE MILCHPRODUKTE						
Fruchtzwerge leicht, süß (Danone)	1 Stk. (50 g)	74	**148**	3,2 g 17 %	3,8 g 47 %	6,5 g 36 %
Fruchtzwerge (Danone)	1 Stk. (50 g)	63	**126**	3,3 g 21 %	1,8 g 25 %	8,6 g 54 %
Fruchtzwerge Drink (Danone)	1 Port. (100 g)	90	**90**	3,0 g 13 %	1,7 g 17 %	15,6 g 70 %
Lattella light Multivitamin (Danone)	1/2 l	130	**26**	3,0 g 9 %	0,5 g 4 %	28,0 g 87 %
Lattella Mango (Danone)	1/2 l	215	**43**	3 g 6 %	0,5 g 2 %	50,0 g 92 %
Lattella Naturmolke (Danone)	1/2 l	100	**20**	3,5 g 14 %	0,5 g 5 %	20,0 g 81 %

LEBENSMITTEL	Pkg./Port./ Stk./EL Menge (g)	kcal/ Portion	kcal/ 100 g	Nährstoffgehalt/Portion Prozentanteil/Kalorien		
				EW	F	KH
Milchreis leicht mit Frucht (müller)	1 Be. (200 g)	140	**70**	7,0 g 20 %	1,8 g 11 %	24,4 g 69 %
Milchreis mit Frucht (müller)	1 Be. (200 g)	230	**115**	7,2 g 13 %	5,0 g 20 %	38,0 g 67 %
Monte Milch-Schokomahlzeit (Zott)	1 Be. (62,5 g)	123	**197**	1,8 g 6 %	8,4 g 62 %	9,9 g 32 %
Mousse au chocolat (Nestlé)	1 Be. (58 g)	106	**183**	2,8 g 11 %	5,1 g 43 %	12,3 g 46 %
Rotwein Mousse (Nestlé)	1 Be. (62,5 g)	106	**169**	1,4 g 5 %	5,6 g 48 %	12,4 g 47 %
Teletubby Schokodrink (Tuffi Campino)	1 Be. (200 ml)	154	**77**	6,8 g 17 %	3,2 g 19 %	24,6 g 64 %
Tiramisu (Bonta Divina)	1 Be. (75 g)	220	**293**	3,5 g 7 %	9,4 g 40 %	28,4 g 53 %
Trinkmolke Mango (Clever)	1/2 l	252	**50**	3,5 g 6 %	1,0 g 4 %	55,0 g 90 %
Trinkmolke Multifruit (Clever)	1/2 l	152	**30**	4,0 g 11 %	1,0 g 7 %	29,0 g 82 %
PUDDING						
Dany+Sahne Diät Vanille (Danone)	1Be. (200 g)	126	**63**	4,8 g 15 %	5,0 g 36 %	15,6 g 49 %
Dany+Sahne Schoko (Danone)	1Be. (125 g)	139	**111**	3,1 g 9 %	4,8 g 32 %	20,0 g 59 %
Dany+Sahne Vanille (Danone)	1Be. (125 g)	146	**117**	3,1 g 9 %	6,5 g 40 %	18,8 g 51 %

LEBENSMITTEL	Pkg./Port./ Stk./EL Menge (g)	kcal/ Portion	**kcal/ 100 g**	Nährstoffgehalt/Portion Prozentanteil/Kalorien		
				EW	F	KH
Dany+Sahne Vanille (Danone)	1Be. (200 g)	234	**117**	5,0 g 9 %	10,4 g 40 %	30,0 g 51 %
Landliebe Grieß-Pudding mit echter Vanille (Caupina)	1Be. (150 g)	225	**150**	4,7 g 8 %	12,3 g 49 %	24,0 g 43 %
Landliebe Sahne-Pudding mit echter Vanille (Caupina)	1Be. (150 g)	227	**151**	5,3 g 9 %	12,9 g 51 %	22,5 g 39 %
Landliebe Sahne-Pudding mit feinem Kakao (Caupina)	1Be. (150 g)	243	**162**	5,0 g 8 %	13,2 g 49 %	26,0 g 43 %
Schokopudding mit Oberscreme (Haas)	1Be. (200 g)	160	**80**	4,2 g 11 %	3,0 g 17 %	28,0 g 72 %
Schokopudding mit Vanillesoße (Nestlé)	1Be. (500 g)	530	**106**	12,5 g 9 %	14,0 g 24 %	89,0 g 67 %
Trinkpudding Schoko Fix und Foxi (Salzburger Land)	1 Port. (250 g)	218	**87**	8,5 g 16 %	5,0 g 21 %	34,5 g 63 %
Trinkpudding Vanille Fix und Foxi (Salzburger Land)	1 Port. (250 g)	203	**81**	7,5 g 15 %	4,5 g 20 %	33,0 g 65 %
EI						
Hühnerei klein (S)	1 Stk. (50 g)	78	**156**	6,4 g 33 %	5,6 g 65 %	0,3 g 2 %
Hühnerei groß (L)	1 Stk. (70 g)	109	**156**	9 g 34 %	7,8 g 64 %	0,5 g 2 %

LEBENSMITTEL	Pkg./Port./ Stk./EL Menge (g)	kcal/ Portion	**kcal/ 100 g**	Nährstoffgehalt/Portion Prozentanteil/Kalorien		
				EW	F	KH
KÄSE						
Almette Frischkäsezubereitung sahnig (Hochland)	1 Port. (25 g)	69	**274**	1,8 g 10 %	6,5 g 85 %	0,8 g 5 %
Alpenkäse 45% F. i. T. (Gmundner Milch)	1 Sch. (30 g)	104	**347**	7,5 g 29 %	8,1 g 71 %	0,0 g 0 %
Alpenkräuter Enzian (Rupp)	1 Port. (40 g)	69	**172**	7,2 g 42 %	3,6 g 47 %	1,9 g 11 %
Appenzeller 45 % F. i. T.	1 Sch. (30 g)	121	**402**	7,4 g 25 %	9,5 g 73 %	0,6 g 2 %
Bavaria blu 70 % F. i. T.	1 Port. (30 g)	122	**408**	4,0 g 13 %	12,0 g 87 %	0,0 g 0 %
Bergkäse 45 % F. i. T.	1 Sch. (30 g)	120	**399**	8,8 g 30 %	8,9 g 69 %	0,3 g 1 %
Bierkäse 15 % F. i. T.	1 Port. (30 g)	65	**215**	10,5 g 66 %	2,4 g 34 %	0,0 g 0 %
Blauschimmelkäse	1 Port. (30 g)	99	**330**	6,5 g 27 %	7,8 g 73 %	0,0 g 0 %
Blue Cheese (Rupp)	1 Port. (17,5 g)	51	**294**	1,8 g 14 %	4,6 g 81 %	0,6 g 5 %
Bojar (Schärdinger)	1 Port. (25 g)	74	**296**	2,3 g 13 %	6,8 g 84 %	0,6 g 3 %
Bresso Balance 40 % F. i. T. (Kuner)	1 Port. (25 g)	42	**169**	2,5 g 23 %	3,3 g 70 %	0,8 g 7 %
Bresso Kren 60 % F. i. T. (Kuner)	1 Port. (25 g)	64	**254**	1,9 g 12 %	5,8 g 81 %	1,1 g 7 %

LEBENSMITTEL	Pkg./Port./ Stk./EL Menge (g)	kcal/ Portion	**kcal/ 100 g**	Nährstoffgehalt/Portion Prozentanteil/Kalorien EW	F	KH
Bresso mit feinen Kräutern der Provence 60 % F. i. T. (Kuner)	1 Port. (25 g)	60	**240**	1,9 g 12 %	5,5 g 83 %	0,7 g 5 %
Brie 45 % F. i. T.	1 Port. (30 g)	87	**290**	6,4 g 30 %	6,5 g 69 %	0,2 g 1 %
Brie 70 % F. i. T.	1 Port. (30 g)	122	**408**	4,0 g 13 %	12,0 g 87 %	0,0 g 0 %
Brunch (Union Deutsche Lebensmittelwerke GmbH)	1 Port. (25 g)	62	**246**	1,1 g 7 %	6,0 g 88 %	0,8 g 5 %
Butterkäse 45 % F. i. T.	1 Sch. (30 g)	93	**310**	6,6 g 29 %	7,0 g 70 %	0,2 g 1 %
Camembert 45 % F. i. T.	1 Port. (30 g)	87	**290**	6,4 g 30 %	6,5 g 69 %	0,2 g 1 %
Cheddar 50 % F. i. T.	1 Sch. (30 g)	123	**410**	7,8 g 26 %	9,7 g 73 %	0,3 g 1 %
Chester 45 % F. i. T.	1 Sch. (30 g)	115	**382**	8,1 g 29 %	8,7 g 70 %	0,3 g 1 %
Cottage-Cheese 0,9 % F. i. T.	1 Port. (30 g)	21	**71**	3,3 g 62%	0,3 g 13 %	1,3 g 25 %
Cottage-Cheese 20 % F. i. T.	1 Port. (30 g)	31	**104**	3,8 g 49 %	1,4 g 41 %	0,8 g 10 %
Danette (Danone)	1 Port. (80 g)	160	**200**	3,4 g 9 %	9,1 g 51 %	16,2 g 40 %
Edamer 45 % F. i. T.	1 Sch. (30 g)	97	**324**	7,4 g 30 %	7,5 g 70 %	0,0 g 0 %

LEBENSMITTEL	Pkg./Port./ Stk./EL Menge (g)	kcal/ Portion	**kcal/ 100 g**	Nährstoffgehalt/Portion Prozentanteil/Kalorien		
				EW	F	KH
Edeltilsiter 35 % F. i. T. (Gmundner Milch)	1 Port. (30 g)	78	**261**	8,1 g 40 %	5,4 g 60 %	0,0 g 0 %
Emmentaler 45 % F. i. T.	1 Sch. (30 g)	111	**369**	8,9 g 32 %	8,4 g 68 %	0,0 g 0 %
Emmentaler Schmelz-käse-Zubereitung (Rupp)	1 Port. (25 g)	63	**250**	3,4 g 21 %	5,4 g 75 %	0,7 g 4 %
Esrom 45 % F. i. T.	1 Sch. (30 g)	93	**310**	6,6 g 27 %	7,0 g 64 %	2,3 g 9 %
Exquisa Frischkäse (Karwendel)	1 Port. (25 g)	65	**260**	1,6 g 10 %	6,4 g 87 %	0,6 g 3 %
Feta	1 Port. (30 g)	71	**236**	5,1 g 29 %	5,6 g 71 %	0,0 g 0 %
Frischkäse	1 Port. (25 g)	94	**377**	2,4 g 10 %	9,3 g 87 %	0,7 g 3 %
Frischkäse mit Kräutern (milfina Landfrisch)	1 Port. (25 g)	46	**185**	2,3 g 19 %	3,8 g 73 %	0,9 g 8 %
Frischkäse natur (ja!natürlich)	1 Port. (25 g)	73	**292**	2,0 g 20 %	0,5 g 11 %	7,0 g 69 %
Frühstückseckerl Schmelzkäse 55 % F. i. T. (Alma)	1 Port. (25 g)	75	**301**	3,1 g 17 %	6,6 g 79 %	0,8 g 4 %
Geheimratskäse 45 % F. i. T.	1 Sch. (30 g)	102	**339**	7,2 g 27 %	7,4 g 63 %	2,5 g 10 %
Geräucherter Schnittkäse	1 Sch. (30 g)	114	**380**	8,3 g 30 %	7,6 g 62 %	2,2 g 8 %

LEBENSMITTEL	Pkg./Port./ Stk./EL Menge (g)	kcal/ Portion	**kcal/ 100 g**	Nährstoffgehalt/Portion Prozentanteil/Kalorien		
				EW	F	KH
Gervais 65 % F. i. T.	1 Port. (25 g)	70	**280**	2,0 g 11 %	6,6 g 85 %	0,7 g 4 %
Gervais Rahmkäse (Danone)	1 Port. (25 g)	65	**260**	1,7 g 10 %	6,3 g 85 %	0,8 g 5 %
Gorgonzola 55 % F. i. T.	1 Port. (30 g)	125	**417**	7,2 g 24 %	9,9 g 74 %	0,6 g 2 %
Gouda 45 % F. i. T.	1 Sch. (30 g)	100	**333**	7,2 g 29 %	7,8 g 71 %	0,0 g 0 %
Grana Käse 35 % F. i. T. (Salzburger Land)	1 Port. (30 g)	105	**349**	10,7 g 41 %	6,9 g 59 %	0,0 g 0 %
Griechischer Schafkäse 48 % F. i. T.	1 Port. (30 g)	91	**302**	5,6 g 24 %	7,5 g 73 %	0,6 g 3 %
Hüttenkäse 20 % F. i. T.	1 Port. (30 g)	31	**102**	3,9 g 52 %	1,2 g 36 %	0,9 g 12 %
Kochkäse	1 Port. (25 g)	31	**122**	3,4 g 45 %	1,4 g 43 %	0,9 g 12 %
Kräuter-Gervais (Alma)	1 Port. (20 g)	66	**332**	1,7 g 10 %	6,4 g 87 %	0,5 g 3 %
Kümmelkäse 55 % F. i. T.	1 Port. (30 g)	90	**300**	6,1 g 43 %	0,7 g 11 %	6,6 g 46 %
Lebon mit Basilikum (Klosterkäserei Schlierbach)	1 Port. (30 g)	86	**288**	3,8 g 18 %	7,5 g 82 %	0,0 g 0 %
Le Tartare feine Kräuter 70 % F. i. T. (le tartar)	1 Port. (25 g)	87	**348**	2,3 g 10 %	8,4 g 87 %	0,6 g 3 %
Light-Schmelzkäse (Alma)	1 Port. (45 g)	69	**154**	9,0 g 52 %	2,7 g 35 %	2,3 g 13 %

LEBENSMITTEL	Pkg./Port./ Stk./EL Menge (g)	kcal/ Portion	**kcal/ 100 g**	Nährstoffgehalt/Portion Prozentanteil/Kalorien		
				EW	F	KH
Limburger 40 % F. i. T.	1 Port. (30 g)	88	**292**	6,9 g 29 %	6,2 g 59 %	2,8 g 12 %
Mildsiter 35 % F. i. T. (Salzburger Land)	1 Port. (30 g)	81	**271**	7,8 g 38 %	5,6 g 62 %	0,0 g 0 %
Mondseer 45 % F. i. T.	1 Port. (30 g)	101	**337**	7,4 g 29 %	7,8 g 71 %	0,0 g 0 %
Mozzarella	1 Port. (30 g)	79	**262**	5,7 g 29 %	6,0 g 69 %	0,5 g 2 %
Parmesan 30 % F. i. T.	1 EL (30 g)	122	**407**	10,3 g 33 %	9,1 g 67 %	0,0 g 0 %
Pikant Enzian Paprika-schmelzkäse (Rupp)	1 Port. (40 g)	66	**165**	6,6 g 40 %	3,6 g 49 %	1,8 g 11 %
Pumuckl Kinder-Käsle (Rupp)	1 Port. (18,8 g)	34	**182**	3,4 g 39 %	1,9 g 50 %	0,9 g 11 %
Quargel 10 % F. i. T.	1 Port. (30 g)	42	**141**	9,0 g 90 %	0,3 g 7 %	0,3 g 3 %
Raclette 48 % F. i. T.	1 Port. (30 g)	107	**357**	6,8 g 26 %	8,4 g 73 %	0,3 g 1 %
Romadur 45 % F. i. T.	1 Port. (30 g)	91	**304**	6,4 g 29 %	6,8 g 70 %	0,2 g 1 %
Rupp-Käsle Doppel-Rahm-Käsle (Josef Rupp)	1 Port. (40 g)	126	**316**	4,8 g 15 %	11,9 g 84 %	0,0 g 1 %
Rupp-Käsle Puszta-Paprika Käsle (J. Rupp)	1 Port. (40 g)	99	**248**	4,8 g 19 %	8,0 g 73 %	2,0 g 8 %
Rupp-Käsle S'leichte Eck (Josef Rupp)	1 Port. (40 g)	60	**148**	7,4 g 50 %	2,4 g 37 %	2,0 g 13 %

LEBENSMITTEL	Pkg./Port./ Stk./EL Menge (g)	kcal/ Portion	**kcal/ 100 g**	Nährstoffgehalt/Portion Prozentanteil/Kalorien		
				EW	F	KH
Schafkäse	1 Port. (30 g)	71	**236**	5,1 g 29 %	5,6 g 71 %	0,0 g 0 %
Schichtkäse 20 % F. i. T.	1 Port. (30 g)	34	**113**	3,8 g 45 %	1,5 g 41 %	1,2 g 14 %
Schlosskäse 35 % F. i. T. (Klosterkäserei Schlierbach)	1 Port. (30 g)	37	**123**	7,2 g 41 %	4,5 g 59 %	0,0 g 0 %
Schmelzkäse	1 Port. (25 g)	96	**383**	2,3 g 10 %	9,4 g 87 %	0,8 g 3 %
Schnittkäse 55 % F. i. T.	1 Sch. (30 g)	119	**395**	6,4 g 22 %	9,9 g 77 %	0,3 g 1 %
Stangenkäse 35 % F. i. T.	1 Sch. (30 g)	78	**259**	5,3 g 28 %	6,0 g 71 %	0,2 g 1 %
Tilsiter 45 % F. i. T.	1 Sch. (30 g)	102	**339**	7,2 g 29 %	7,7 g 70 %	0,2 g 1 %
Toastkäse 45 % F. i. T. (Gmundner Milch)	1 Port. (30 g)	100	**333**	7,2 g 29 %	7,8 g 71 %	0,0 g 0 %
Trappistenkäse 45 % F. i. T.	1 Sch. (30 g)	107	**356**	7,6 g 29 %	8,1 g 70 %	0,3 g 1 %
Traunkirchner Raclette 50 % F. i. T. (Gmundner Milch)	1 Port. (30 g)	111	**369**	7,2 g 26 %	9,0 g 74 %	0,0 g 0 %
Weichkäse 70 % F. i. T.	1 Port. (30 g)	122	**408**	4,0 g 13 %	12,0 g 87 %	0,0 g 0 %
Weißschimmelkäse 50 % F. i. T.	1 Port. (30 g)	105	**350**	7,3 g 29 %	7,8 g 71 %	0,0 g 0 %
ZIGEUNER Streichkäse (Wojnar's)	1 Port. (25 g)	66	**263**	1,6 g 11 %	5,1 g 80 %	1,3 g 9 %

LEBENSMITTEL	Pkg./Port./ Stk./EL Menge (g)	kcal/ Portion	**kcal/ 100 g**	Nährstoffgehalt/Portion Prozentanteil/Kalorien		
				EW	F	KH
FETTE, ÖLE						
Butter	1 EL (12 g)	89	**741**	0,1 g 1 %	10,0 g 98 %	0,1 g 1 %
Diätmargarine	1 EL (12 g)	86	**720**	0,0 g 0 %	9,6 g 100 %	0,0 g 0 %
Distelöl (Safloröl)	1 EL (10 g)	88	**879**	0,0 g 0 %	9,9 g 100 %	0,0 g 0 %
Kokosfett gehärtet	1 EL (12 g)	105	**878**	1,0 g 4 %	11,9 g 96 %	0,0 g 0 %
Kräuterbutter	1 EL (12 g)	74	**619**	0,1 g 1 %	8,2 g 97 %	0,4 g 2 %
Kürbiskernöl	1 EL (10 g)	88	**879**	0,0 g 0 %	9,9 g 100 %	0,0 g 0 %
Maiskeimöl	1 EL (10 g)	88	**883**	0,0 g 0 %	10,0 g 100 %	0,0 g 0 %
Margarine	1EL (12 g)	85	**709**	0,0 g 0 %	9,6 g 99 %	0,1 g 1 %
Olivenöl	1 EL (10 g)	88	**881**	0,0 g 0 %	10,0 g 100 %	0,0 g 0 %
Rapsöl	1 EL (10 g)	88	**875**	0,0 g 0 %	9,9 g 100 %	0,0 g 0 %
Sonnenblumenöl	1 EL (10 g)	88	**882**	0,0 g 0 %	10,0 g 100 %	0,0 g 0 %
Weizenkeimöl	1 EL (10 g)	88	**879**	0,0 g 0 %	9,9 g 100 %	0,0 g 0 %

LEBENSMITTEL	Pkg./Port./ Stk./EL Menge (g)	kcal/ Portion	**kcal/ 100 g**	Nährstoffgehalt/Portion Prozentanteil/Kalorien		
				EW	F	KH
MAYONNAISE, SALATDRESSING						
Essigmarinade	1 EL (15 g)	54	**358**	0,1 g 1 %	5,8 g 96 %	0,5 g 3 %
French Salatdressing	1 EL (15 g)	31	**208**	0,1 g 1 %	3,2 g 90 %	0,7 g 9 %
Italian-Dressing	1 EL (15 g)	52	**348**	0,2 g 2 %	5,2 g 91 %	0,9 g 7 %
Jogurt-Dressing	1 EL (15 g)	20	**136**	0,4 g 8 %	1,6 g 74 %	0,9 g 18 %
Mayonnaise 80 % Fett	1 EL (15 g)	113	**753**	0,2 g 1 %	12,4 g 98 %	0,3 g 1 %
Mayonnaise 50 % Fett	1 EL (15 g)	52	**349**	0,2 g 1 %	5,6 g 95 %	0,6 g 4 %
Roquefort-Dressing	1 EL (15 g)	56	**371**	0,8 g 6 %	5,4 g 90 %	0,6 g 4 %
Salatcreme mit Jogurt 30 % Fett	1 EL (15 g)	50	**330**	0,3 g 2 %	4,7 g 86 %	1,5 g 12 %
Salatmayonnaise 50 % Fett	1 EL (15 g)	72	**482**	0,1 g 0 %	7,8 g 96 %	0,8 g 4 %
Soße Remoulade 65 % Fett	1 EL (15 g)	96	**641**	0,2 g 1 %	9,8 g 90 %	2,3 g 9 %
Soße Tartare	1 EL (15 g)	98	**656**	0,5 g 2 %	10,9 g 98 %	0,1 g 0 %

LEBENSMITTEL	Pkg./Port./ Stk./EL Menge (g)	kcal/ Portion	**kcal/ 100 g**	Nährstoffgehalt/Portion Prozentanteil/Kalorien		
				EW	F	KH
AUFSTRICHE						
Bio-Grünkern-Tartare (SO.JA.REI)	1 Port. (25 g)	31	**124**	0,5 g 6 %	1,9 g 55 %	3,0 g 39 %
Corned Beef leicht (Inzersdorfer)	1 Port. (25 g)	40	**160**	5,5 g 55 %	2,0 g 45 %	0,0 g 0 %
Curry Aufstrich (Bio.k.)	1 Port. (25 g)	49	**195**	1,9 g 15 %	3,9 g 72 %	1,6 g 13 %
Diät-Truthahnaufstrich (Delikatessa)	1 Port. (25 g)	81	**325**	3,5 g 17 %	7,3 g 83%	0,0 g 0 %
Frühstücksfleisch	1 Port. (25 g)	52	**207**	3,5 g 27 %	4,0 g 69 %	0,5 g 4 %
Gänseleber-Pastete	1 Port. (25 g)	53	**210**	4,6 g 35 %	3,6 g 61 %	0,5g 4 %
Geflügel-Pastete (Inzersdorfer)	1 Port. (25 g)	56	**223**	3,7 g 26 %	4,6 g 73 %	0,1 g 1 %
Haselnusscreme mit Fruchtzucker (Darbo)	1 Port. (25 g)	140	**560**	1,3 g 4 %	8,8 g 56 %	14,0 g 40 %
Heurigen-Aufstrich	1 Port. (25 g)	80	**318**	3,2 g 16 %	7,5 g 84 %	0,0 g 0 %
Holzknecht Brot-aufstrich (SO.JA.REI)	1 Port. (25 g)	219	**874**	0,1 g 1 %	24,3 g 98 %	0,3 g 1 %
Honig	1 EL (15 g)	46	**306**	0,0 g 0 %	0,0 g 0 %	11,3 g 100 %
Jagdwurst	1 Port. (25 g)	65	**260**	3,5 g 21 %	5,5 g 76 %	0,5 g 3 %

LEBENSMITTEL	Pkg./Port./ Stk./EL Menge (g)	kcal/ Portion	**kcal/ 100 g**	Nährstoffgehalt/Portion Prozentanteil/Kalorien		
				EW	F	KH
Kalbfleisch-Pastete	1 Port. (25 g)	51	**205**	5,1 g 40 %	3,4 g 60 %	0,0 g 0 %
Kraftkorn-Aufstrich (Bio.k.)	1 Port. (25 g)	49	**196**	0,7 g 5 %	3,5 g 65 %	3,7 g 30 %
Kräuter-Fitness-Aufstrich (Wojnar's)	1 Port. (25 g)	57	**228**	2,1 g 18 %	3,5 g 68 %	1,7 g 14 %
Leberpastete	1 Port. (25 g)	79	**316**	3,0 g 15 %	7,5 g 85 %	0,0 g 0 %
Leber-Pastete extraleicht (Inzersdorfer)	1 Port. (25 g)	27	**109**	3,5 g 51 %	0,8 g 26 %	1,6 g 23 %
Leichtkonfitüre i. D.	1 EL (20 g)	32	**162**	0,1 g 0 %	0,1 g 0 %	7,8 g 100 %
Liptauer Aufstrichtopfen (Schärdinger)	1 Port. (25 g)	34	**136**	3,0 g 35 %	2,0 g 54 %	0,9 g 11 %
Marmelade i. D.	1 EL (20 g)	58	**290**	0,0 g 0 %	0,0 g 0 %	14,2 g 100 %
Pußta-Aufstrich	1 Port. (25 g)	79	**314**	3,0 g 15 %	7,5 g 85 %	0,0 g 0 %
Schinken-Pastete extraleicht (Inzersdorfer)	1 Port. (25 g)	29	**115**	4,0 g 55 %	0,8 g 25 %	1,5 g 20 %
Schnittlauch Aufstrich-topfen (Schärdinger)	1 Port. (25 g)	34	**136**	3,0 g 35 %	2,0 g 54 %	0,9 g 11 %
Tartex vegetabile Pastete Delikatess (Tartex)	1 Port. (25 g)	57	**226**	1,9 g 13 %	4,5 g 72 %	2,1 g 15 %
Truthahn-Aufstrich	1 Port. (25 g)	56	**225**	4,0 g 28 %	4,5 g 72 %	0,0 g 0 %

LEBENSMITTEL	Pkg./Port./ Stk./EL Menge (g)	kcal/ Portion	**kcal/ 100 g**	Nährstoffgehalt/Portion Prozentanteil/Kalorien		
				EW	F	KH
OBST						
Ananas Hawaii	1 Stk. (1 kg)	317	**32**	2,5 g 3 %	0,8 g 3 %	70,8 g 94 %
Ananasscheiben Konserve, ungesüßt			**57**	0,4 g 3 %	0,1 g 2 %	13,0 g 95 %
Apfel	1 Stk. (170 g)	81	**48**	0,5 g 2 %	0,6 g 7 %	17,9 g 91 %
Apfel getrocknet			**278**	1,8 g 3 %	2,1 g 7 %	61,3 g 90 %
Banane	1 Stk. (150 g)	96	**64**	1,2 g 5 %	0,2 g 2 %	21,5 g 93 %
Birne	1 Stk. (170 g)	83	**49**	0,8 g 4 %	0,5 g 5 %	19,6 g 91 %
Clementine	1 Stk. (60 g)	19	**31**	0,3 g 7 %	0,1 g 5 %	3,7 g 88 %
Dattel	1 Stk. (8 g)	20	**244**	0,1 g 2 %	0,0 g 0 %	4,5 g 98 %
Dattel getrocknet	1 Stk. (7 g)	20	**285**	0,1 g 2 %	0,0 g 0 %	4,6 g 98 %
Erdbeere	1 Stk. (8 g)	2	**31**	0,1 g 20 %	0,0 g 0 %	0,4 g 80 %
Feige	1 Stk. (60 g)	37	**62**	0,8 g 9 %	0,3 g 7 %	7,7 g 84 %
Feige getrocknet	1 Stk. (15 g)	43	**284**	0,9 g 9 %	0,3 g 6 %	8,7 g 85 %

LEBENSMITTEL	Pkg./Port./ Stk./EL Menge (g)	kcal/ Portion	**kcal/ 100 g**	Nährstoffgehalt/Portion Prozentanteil/Kalorien EW	F	KH
Granatapfel	1 Stk. (250 g)	68	**27**	0,6 g 4 %	0,5 g 7 %	14,6 g 89 %
Grapefruit	1 Stk. (350 g)	115	**33**	1,4 g 6 %	0,4 g 4 %	20,7 g 90 %
Guave	1 Stk. (150 g)	53	**34**	1,2 g 10 %	0,7 g 14 %	8,9 g 76 %
Heidelbeere			**41**	0,6 g 6 %	0,6 g 15 %	7,3 g 79 %
Himbeere	1 Stk. (2 g)	1	**33**	0,0 g 0 %	0,0 g 0 %	0,1 g 100 %
Honigmelone	1 Port. (150 g)	28	**18**	0,9 g 14 %	0,1 g 3 %	5,6 g 83 %
Kaki	1 Stk. (250 g)	151	**60**	1,4 g 4 %	0,6 g 4 %	34,0 g 92 %
Kaktusfeige	1 Stk. (90 g)	34	**38**	0,7 g 8 %	0,6 g 16 %	6,4 g 76 %
Karambole			**23**	1,2 g 21 %	0,5 g 19 %	3,5 g 60 %
Kirschen	1 Stk. (5 g)	3	**63**	0,1 g 12 %	0,0 g 0 %	0,7 g 88 %
Kiwi	1 Stk. (80 g)	42	**53**	0,7 g 8 %	0,4 g 10 %	7,5 g 82 %
Kumquat	1 Stk. (10 g)	7	**68**	0,1 g 6 %	0,0 g 0 %	1,5 g 94 %
Limette	1 Stk. (80 g)	29	**36**	0,3 g 6 %	1,5 g 69 %	1,2 g 25 %

LEBENSMITTEL	Pkg./Port./ Stk./EL Menge (g)	kcal/ Portion	kcal/ 100 g	Nährstoffgehalt/Portion Prozentanteil/Kalorien		
				EW	F	KH
Litschi	1 Stk. (30 g)	14	**48**	0,2 g 6 %	0,1 g 6 %	3,2 g 88 %
Mandarine	1 Stk. (60 g)	20	**33**	0,3 g 7 %	0,1 g 5 %	3,9 g 88 %
Mango	1 Stk. (250 g)	104	**42**	1,0 g 4 %	0,8 g 7 %	22,1 g 89 %
Maracuja (Passionsfrucht)	1 Stk. (40 g)	19	**48**	0,6 g 15 %	0,1 g 6 %	3,2 g 79 %
Marille (Aprikose)	1 Stk. (40 g)	15	**38**	0,3 g 9 %	0,0 g 0 %	3,1 g 91 %
Marille (Aprikose), getrocknet			**249**	5,3 g 9 %	0,6 g 3 %	50,5 g 88 %
Nektarine	1 Stk. (125 g)	65	**52**	1,0 g 6 %	0,1 g 2 %	14,3 g 92 %
Orange	1 Stk. (150 g)	51	**34**	1,1 g 10 %	0,2 g 4 %	9,9 g 86 %
Papaya	1 Stk. (400 g)	37	**9**	1,5 g 17 %	0,3 g 7 %	6,9 g 76 %
Pfirsich	1 Stk. (140 g)	52	**37**	1,0 g 8 %	0,1 g 2 %	11,5 g 90 %
Pfirsich Konserve, ungesüßt			**49**	0,5 g 4 %	0,1 g 2 %	11,2 g 94 %
Pflaume	1 Stk. (20 g)	9	**47**	0,1 g 5 %	0,0 g 0 %	2,0 g 95 %
Pflaume getrocknet	1 Stk. (7 g)	18	**261**	0,2 g 5 %	0,1 g 5 %	4,0 g 90 %

LEBENSMITTEL	Pkg./Port./ Stk./EL Menge (g)	kcal/ Portion	kcal/ 100 g	Nährstoffgehalt/Portion Prozentanteil/Kalorien		
				EW	F	KH
Preiselbeere			**36**	0,3 g 4 %	0,5 g 14 %	6,7 g 82 %
Rhabarber			**10**	0,5 g 27 %	0,1 g 13 %	1,1 g 60 %
Ribisel rot (Johannisbeere)			**42**	1,1 g 13 %	0,2 g 5 %	7,2 g 82 %
Quitte	1 Stk. (150 g)	49	**33**	0,5 g 5 %	0,6 g 12 %	9,2 g 83 %
Rosine	1 EL (20 g)	60	**298**	0,5 g 3 %	0,1 g 2 %	13,2 g 95 %
Sultanine	1 EL (20 g)	60	**298**	0,5 g 3 %	0,1 g 2 %	13,2 g 95 %
Wassermelone	1 Port. (125 g)	21	**17**	0,3 g 6 %	0,1 g 4 %	4,6 g 90 %
Weichsel	1 Stk. (6 g)	3	**51**	0,1 g 14 %	0,0 g 0 %	0,6 g 86 %
Weintraube rot	1 Stk. (6 g)	4	**68**	0,0 g 0 %	0,0 g 0 %	0,9 g 100 %
Weintraube weiß	1 Stk. (6 g)	4	**68**	0,0 g 0 %	0,0 g 0 %	0,9 g 100 %
Zitrone	1 Stk. (80 g)	29	**36**	0,4 g 8 %	0,3 g 13 %	4,1 g 79 %
Zwetschge	1 Stk. (20 g)	8	**41**	0,1 g 6 %	0,0 g 0 %	1,7 g 94 %
Zuckermelone	1 Port. (125 g)	23	**18**	0,8 g 14 %	0,1 g 4 %	4,6 g 82 %

LEBENSMITTEL	Pkg./Port./ Stk./EL Menge (g)	kcal/ Portion	**kcal/ 100 g**	Nährstoffgehalt/Portion Prozentanteil/Kalorien		
				EW	F	KH
GEMÜSE						
Artischocke	1 Stk. (200 g)	20	**10**	2,2 g 45 %	0,1 g 5 %	2,4 g 50 %
Avocado	1 Stk. (300 g)	488	**163**	4,3 g 3 %	52,9 g 96 %	0,9 g 1 %
Bleichsellerie (Staudensellerie)	1 Port. (150 g)	23	**15**	1,8 g 31 %	0,3 g 12 %	3,3 g 57 %
Brokkoli	1 Port. (150 g)	26	**17**	3,2 g 53 %	0,2 g 7 %	2,4 g 40 %
Brunnenkresse	1 Käst. (25 g)	5	**19**	0,4 g 36 %	0,1 g 20 %	0,5 g 44 %
Chicorée	1 Port. (75 g)	11	**15**	0,9 g 34 %	0,1 g 9 %	1,5 g 57 %
Chinakohl	1 Port. (75 g)	8	**11**	0,7 g 38 %	0,2 g 24 %	0,7 g 38 %
Eisbergsalat	1 Port. (75 g)	8	**11**	0,6 g 35 %	0,1 g 13 %	0,9 g 52 %
Endiviensalat	1 Port. (75 g)	6	**9**	1,0 g 70 %	0,1 g 16 %	0,2 g 14 %
Essiggurke	1 Stk. (50 g)	4	**8**	0,2 g 20 %	0,1 g 22 %	0,6 g 58 %
Fenchel	1 Stk. (75 g)	17	**23**	1,7 g 41 %	0,2 g 11 %	2,0 g 48 %
Frühlingszwiebel			**23**	2,0 g 33 %	0,5 g 18 %	3,0 g 49 %

LEBENSMITTEL	Pkg./Port./ Stk./EL Menge (g)	kcal/ Portion	**kcal/ 100 g**	Nährstoffgehalt/Portion Prozentanteil/Kalorien		
				EW	F	KH
Gurke	1 Stk. (400 g)	35	**9**	1,7 g 41 %	0,6 g 11 %	5,2 g 48 %
Häuptelsalat (Kopfsalat)	1 Port. (75 g)	6	**8**	0,7 g 29 %	0,1 g 0 %	0,6 g 71 %
Karfiol (Blumenkohl)	1 Port. (150 g)	21	**14**	2,3 g 44 %	0,3 g 13 %	2,2 g 43 %
Karotte	1 Stk. (40 g)	9	**21**	0,3 g 14 %	0,1 g 11 %	1,6 g 75 %
Kartoffel	1 Port. (150 g)	107	**71**	3,1 g 12 %	0,2 g 2 %	22,2 g 86 %
Knoblauch	1 Zehe (5 g)	6	**123**	0,3 g 20 %	0,0 g 0 %	1,2 g 80 %
Kohlrabi	1 Port. (150 g)	24	**16**	2,0 g 34 %	0,1 g 4 %	3,6 g 62 %
Kohlsprossen	1 Port. (150 g)	42	**28**	5,2 g 53 %	0,4 g 9 %	3,8 g 38 %
Kraut (Kohl)	1 Port. (150 g)	37	**25**	2,1 g 23 %	0,3 g 8 %	6,2 g 69 %
Kren gerieben	1 TL (3 g)	2	**64**	0,1 g 20 %	0,0 g 0 %	0,4 g 80 %
Kürbis	1 Port. (150 g)	28	**19**	1,5 g 22 %	0,2 g 7 %	4,8 g 71 %
Mangold	1 Port. (150 g)	31	**20**	2,6 g 37 %	0,4 g 13 %	3,5 g 50 %
Melanzani (Auberginen)	1 Stk. (250 g)	36	**14**	2,5 g 29 %	0,4 g 11 %	5,1 g 60 %

LEBENSMITTEL	Pkg./Port./ Stk./EL Menge (g)	kcal/ Portion	**kcal/ 100 g**	Nährstoffgehalt/Portion Prozentanteil/Kalorien		
				EW	F	KH
Oliven grün	1 Stk. (4 g)	5	**130**	0,1 g 8 %	0,5 g 84 %	0,1 g 8 %
Oliven schwarz	1 Stk. (4 g)	14	**345**	0,1 g 3 %	1,4 g 91 %	0,2 g 6 %
Paprika grün	1 Stk. (150 g)	30	**20**	1,8 g 25 %	0,5 g 15 %	4,4 g 60 %
Paprika rot	1 Stk. (150 g)	55	**37**	2,0 g 15 %	0,8 g 13 %	9,6 g 72 %
Porree (Lauch)	1 Port. (150 g)	22	**15**	1,9 g 35 %	0,3 g 13 %	2,8 g 52 %
Radicchio	1 Port. (75 g)	7	**10**	0,7 g 41 %	0,1 g 13 %	0,8 g 46 %
Radieschen	1 Stk. (12 g)	1	**9**	0,1 g 33 %	0,0 g 0 %	0,2 g 67 %
Rettich	1 Stk. (200 g)	21	**10**	1,6 g 32 %	0,2 g 9 %	2,9 g 59 %
Rote Rübe (Rote Bete)	1 Port. (150 g)	49	**33**	1,8 g 15 %	0,1 g 2 %	9,8 g 83 %
Schalotte			**22**	1,5 g 28 %	0,2 g 9 %	3,3 g 63 %
Schwarzwurzel	1 Port. (150 g)	14	**9**	1,2 g 36 %	0,3 g 21 %	1,4 g 43 %
Sellerie	1 Stk. (200 g)	33	**17**	2,4 g 31 %	0,4 g 12 %	4,4 g 57 %
Spargel	1 Port. (150 g)	19	**12**	2,0 g 44 %	0,2 g 10 %	2,1 g 46 %

LEBENSMITTEL	Pkg./Port./ Stk./EL Menge (g)	kcal/ Portion	**kcal/ 100 g**	Nährstoffgehalt/Portion Prozentanteil/Kalorien		
				EW	F	KH
Spinat	1 Port. (150 g)	22	**15**	3,2 g 67 %	0,4 g 19 %	0,7 g 14 %
Sauerkraut	1 Port. (150 g)	25	**17**	2,3 g 50 %	0,5 g 24 %	1,2 g 26 %
Tomate	1 Stk. (120 g)	21	**18**	1,1 g 23 %	0,3 g 14 %	3,1 g 63 %
Tomatenfruchtfleisch mit Stücken (Konserve)			**18**	1,0 g 23 %	0,2 g 10 %	3,0 g 67 %
Topinambur	1 Port. (200 g)	62	**31**	4,9 g 33 %	0,8 g 12 %	8,0 g 55 %
Vogerlsalat (Feldsalat)	1 Port. (75 g)	9	**12**	1,2 g 56 %	0,2 g 21 %	0,5 g 23 %
Weißkraut	1 Port. (150 g)	29	**20**	1,6 g 23 %	0,2 g 7 %	4,9 g 70 %
Zucchini	1 Stk. (200 g)	32	**16**	2,7 g 35 %	0,7 g 20 %	3,5 g 45 %
Zuckermais (Konserve)	1 Port. (150 g)	85	**57**	3,2 g 15 %	1,2 g 13 %	14,8 g 72 %
Zwiebel	1 Stk. (50 g)	13	**26**	0,6 g 19 %	0,1 g 7 %	2,3 g 74 %
PILZE						
Champignons	1 Port. (150 g)	18	**12**	3,3 g 70 %	0,3 g 15 %	0,7 g 15 %
Eierschwammerl Pfifferling	1 Port. (150 g)	17	**12**	2,4 g 53 %	0,8 g 40 %	0,3 g 7 %

LEBENSMITTEL	Pkg./Port./ Stk./EL Menge (g)	kcal/ Portion	**kcal/ 100 g**	Nährstoffgehalt/Portion Prozentanteil/Kalorien		
				EW	F	KH
Steinpilz	1 Port. (150 g)	30	**20**	5,4 g 71 %	0,6 g 18 %	0,8 g 11 %
HÜLSENFRÜCHTE						
Erbsen grün	1 Port. (150 g)	49	**33**	3,9 g 33 %	0,3 g 5 %	7,4 g 62 %
Fisolen (grüne Bohnen)	1 Port. (150 g)	35	**24**	3,3 g 38 %	0,3 g 9 %	4,5 g 53 %
Kichererbsen getrocknet			**325**	17,8 g 22 %	6,4 g 18 %	47,8 g 60 %
Linsen	1 Port. (150 g)	455	**303**	34,5 g 31 %	2,1 g 4 %	72,5 g 65 %
Rote Kidneybohnen (in der Dose)			**90**	4,6 g 20 %	0,7 g 7 %	16,5 g 73 %
Sojabohne	1 Port. (150 g)	402	**268**	42,0 g 42 %	22,5 g 51 %	7,8 g 7 %
Sojasprossen			**43**	4,4 g 42 %	1,0 g 21 %	3,9 g 37 %
Weiße Bohnen gegart	1 Port. (150 g)	168	**112**	14 g 34 %	1 g 5 %	25 g 61 %
Weiße Bohnen Konserve abgetropft			**65**	5,3 g 34 %	0,4 g 5 %	9,9 g 61 %
Weiße Bohnen getrocknet			**261**	21,1 g 33 %	1,1 g 4 %	39,4 g 63 %
Zuckererbsen getrocknet			**261**	18,2 g 29 %	0,9 g 3 %	43,1 g 68 %

LEBENSMITTEL	Pkg./Port./ Stk./EL Menge (g)	kcal/ Portion	kcal/ 100 g	Nährstoffgehalt/Portion Prozentanteil/Kalorien		
				EW	F	KH
GETREIDE						
Buchweizen Mehl	1 EL (15 g)	51	**338**	1,5 g 12 %	0,3 g 5 %	10,6 g 83 %
Cornflakes	1 Port. (25 g)	89	**355**	1,8 g 8 %	0,2 g 2 %	19,8 g 90 %
Gerste Flocken	1 EL (10 g)	31	**314**	0,8 g 10 %	0,2 g 6 %	6,6 g 84 %
Gerste Mehl	1 EL (15 g)	50	**336**	1,5 g 12 %	0,3 g 5 %	10,3 g 83 %
Getreideflocken	1 EL (10 g)	37	**370**	1,3 g 14 %	0,7 g 17 %	6,3 g 69 %
Grünkern Mehl	1 EL (15 g)	52	**344**	1,4 g 11 %	0,3 g 5 %	10,6 g 84 %
Hafer Flocken	1 EL (10 g)	37	**370**	1,3 g 14 %	0,7 g 17 %	6,3 g 69 %
Hirse ganzes Korn			**331**	9,6 g 12 %	3,6 g 10 %	64,0 g 78 %
Hirse Flocken	1 EL (10 g)	35	**354**	1,0 g 12 %	0,4 g 10 %	6,9 g 78 %
Mais Grieß	1 EL (15 g)	52	**345**	1,3 g 10 %	0,2 g 4 %	11,1 g 86 %
Mais Stärke	1 EL (10 g)	35	**351**	0,0 g 0 %	0,0 g 0 %	8,6 g 100 %
Müsli mit Früchten ungezuckert	1 Port. (50 g)	171	**342**	4,8 g 12 %	1,8 g 10 %	31,9 g 78 %

LEBENSMITTEL	Pkg./Port./ Stk./EL Menge (g)	kcal/ Portion	**kcal/ 100 g**	Nährstoffgehalt/Portion Prozentanteil/Kalorien		
				EW	F	KH
Müsli mit Früchten und Honig	1 Port. (50 g)	227	**454**	4,0 g 12 %	8,8 g 61 %	8,8 g 27 %
Müsli mit Schokolade gezuckert	1 Port. (50 g)	231	**461**	4,0 g 7 %	9,5 g 37 %	32,3 g 56 %
Puffreis	1 EL (2 g)	8	**399**	0,2 g 9 %	0,1 g 11 %	1,7 g 80 %
Reis geschält, roh	1 Port. (50 g)	175	**349**	3,4 g 8 %	0,3 g 2 %	38,9 g 90 %
Roggen Feinmehl <650	1 EL (15 g)	49	**324**	1,0 g 8 %	0,2 g 4 %	10,7 g 88 %
Rollgerste	1 EL (20 g)	68	**339**	1,9 g 11 %	0,3 g 4 %	14,2 g 85 %
Weizen Flocken	1 EL (10 g)	31	**313**	1,2 g 15 %	0,2 g 6 %	6,1 g 79 %
Weizen Grieß	1 EL (15 g)	49	**326**	1,4 g 12 %	0,1 g 2 %	10,3 g 86 %
Weizen Mehl Type 1050	1 EL (15 g)	50	**334**	1,7 g 14 %	0,3 g 5 %	10,1 g 81 %
Weizen Vollkornmehl	1 EL (15 g)	46	**309**	1,7 g 15 %	0,4 g 8 %	8,9 g 77 %
BROT / GEBÄCK						
Baguette	1 Stk. (250 g)	629	**251**	19,5 g 13 %	3,5 g 5 %	127,5 g 82 %
Croissant	1 Stk. (50 g)	254	**508**	3,8 g 6 %	16,6 g 59 %	22,6 g 35 %

LEBENSMITTEL	Pkg./Port./Stk./EL Menge (g)	kcal/ Portion	**kcal/ 100 g**	Nährstoffgehalt/Portion Prozentanteil/Kalorien		
				EW	F	KH
Feldbacher Diät-Zwieback	1 Sch. (10 g)	43	**417**	1,1 g 14 %	0,1 g 3 %	6,7 g 83 %
Fladenbrot	1 Sch. (40 g)	96	**239**	3,0 g 13 %	0,5 g 5 %	19,4 g 82 %
Grahambrot	1 Sch. (50 g)	109	**218**	3,9 g 14 %	0,7 g 6 %	21,4 g 80 %
Grahamweckerl	1 Stk. (40 g)	100	**250**	3,2 g 13 %	0,6 g 6 %	20,1 g 81 %
Hefezopf	1 Sch. (30 g)	91	**303**	2,3 g 10 %	2,7 g 27 %	14,0 g 63 %
Knäckebrot	1 Sch. (10 g)	36	**358**	1,1 g 12 %	0,2 g 5 %	7,3 g 83 %
Kornweckerl mit Sonnenblumenkernen	1 Stk. (60 g)	136	**227**	4,0 g 12 %	1,8 g 12 %	25,5 g 76 %
Laugengebäck	1 Stk. (45 g)	153	**340**	4,2 g 11 %	1,2 g 7 %	30,8 g 82 %
Leinsamenweckerl	1 Stk. (60 g)	139	**230**	5,3 g 16 %	1,7 g 11 %	24,9 g 73 %
Mehrkornbrot	1 Sch. (40 g)	81	**203**	3,0 g 15 %	1,0 g 11 %	14,6 g 74 %
Mohnsemmel	1 Stk. (50 g)	131	**262**	4,2 g 36 %	1,7 g 4 %	24,4 g 60 %
Pumpernickel	1 Sch. (40 g)	75	**187**	2,6 g 14 %	0,4 g 5 %	15,0 g 81 %
Roggen-Knusperbrot	1 Sch. (10 g)	36	**358**	1,0 g 11 %	0,5 g 12 %	6,8 g 77 %

LEBENSMITTEL	Pkg./Port./ Stk./EL Menge (g)	kcal/ Portion	**kcal/ 100 g**	Nährstoffgehalt/Portion Prozentanteil/Kalorien		
				EW	F	KH
Roggen-Vollkorn-Toastbrot	1 Sch. (20 g)	48	**242**	1,6 g 13 %	0,8 g 15 %	8,6 g 72 %
Röstbrotwürfel Croutons			**275**	9,3 g 14 %	1,6 g 5 %	54,9 g 81 %
Salzstangerl	1 Stk. (48 g)	121	**251**	3,7 g 12 %	0,7 g 5 %	24,5 g 83 %
Schwarzbrot	1 Sch. (40 g)	85	**213**	2,3 g 11 %	0,3 g 3 %	17,8 g 86 %
Semmel	1 Stk. (50 g)	126	**251**	3,9 g 13 %	0,7 g 5 %	25,5 g 82 %
Semmelbrösel	1 EL (10 g)	36	**358**	1,0 g 1 %	0,2 g 5 %	7,4 g 84 %
Sesamsemmel	1 Stk. (50 g)	133	**266**	4,1 g 13 %	1,9 g 13 %	24,5 g 74 %
Simonsbrot	1 Sch. (40 g)	75	**187**	2,6 g 14 %	0,4 g 5 %	15,0 g 81 %
Sonnenblumenkernbrot	1 Sch. (40 g)	105	**262**	3,7 g 14 %	2,3 g 20 %	17,7 g 66 %
Steinofenbrot	1 Sch. (40 g)	85	**213**	2,3 g 11 %	0,3 g 3 %	17,8 g 86 %
Vollkornbrot	1 Sch. (40 g)	75	**187**	2,6 g 14 %	0,4 g 5 %	15,0 g 81 %
Vollkornbrot mit Sonnenblumenkernen	1 Sch. (40 g)	81	**203**	2,8 g 14 %	1,2 g 13 %	14,6 g 73 %
Vollkorn-Knäckebrot mit Sesam	1 Sch. (10 g)	34	**339**	1,2 g 14 %	0,7 g 19 %	5,6 g 67 %

LEBENSMITTEL	Pkg./Port./ Stk./EL Menge (g)	kcal/ Portion	kcal/ 100 g	Nährstoffgehalt/Portion Prozentanteil/Kalorien		
				EW	F	KH
Vollkornsemmel	1 Stk. (50 g)	112	**223**	4,1 g 15 %	0,8 g 6 %	21,8 g 79 %
Vollkornzwieback	1 Sch. (10 g)	35	**346**	1,3 g 15 %	0,6 g 16 %	5,9 g 69 %
Weißbrot	1 Sch. (30 g)	72	**239**	2,2 g 12 %	0,4 g 5 %	14,6 g 83 %
Weißbrot-Toastbrot	1 Sch. (20 g)	52	**259**	1,6 g 13 %	0,7 g 12 %	9,7 g 75 %
Weizen-Knusperbrot	1 Sch. (10 g)	38	**375**	1,2 g 13 %	0,3 g 7 %	7,4 g 80 %
Weizen-Vollkornbrot	1 Sch. (40 g)	90	**225**	3,3 g 15 %	0,7 g 7 %	17,1 g 78 %
Zwieback	1 Sch. (10 g)	40	**401**	1,0 g 10 %	0,4 g 9 %	7,9 g 81 %
TEIGWAREN						
Teigwaren ohne Eier, roh			**347**	12,5 g 15 %	1,2 g 3 %	70,5 g 82 %
Teigwaren mit Eiern, roh			**352**	12,3 g 14 %	2,8 g 7 %	68,3 g 79 %
Teigwaren mit Spinat, roh			**340**	10,7 g 13 %	2,6 g 7 %	67,2 g 80 %
Vollkornteigwaren ohne Eier, roh			**323**	13,4 g 17 %	2,5 g 7 %	60,6 g 76 %
Vollkornteigwaren mit Eiern, roh			**333**	12,5 g 15 %	4,2 g 12 %	60,3 g 73 %

LEBENSMITTEL	Pkg./Port./ Stk./EL Menge (g)	kcal/ Portion	**kcal/ 100 g**	Nährstoffgehalt/Portion Prozentanteil/Kalorien		
				EW	F	KH
SAMEN, NÜSSE						
Buchecker			**588**	6,2 g 4 %	50,0 g 76 %	29,8 g 20 %
Cashewnuss	1 Stk. (1 g)	5	**454**	0,1 g 10 %	0,3 g 70 %	0,2 g 20 %
Erdnuss	1 Stk. (0,5 g)	2	**393**	0,1 g 18 %	0,2 g 82 %	0,0 g 0 %
Erdnuss geröstet	1 Stk. (0,5 g)	3	**579**	0,1 g 18 %	0,2 g 82 %	0,0 g 0 %
Haselnuss	1 Stk. (0,5 g)	1	**267**	0,0 g 0 %	0,1 g 100 %	0,0 g 0 %
Haselnuss gerieben	1 EL (7 g)	45	**636**	0,8 g 7 %	4,3 g 87 %	0,7 g 6 %
Kokosnuss			**251**	2,7 g 4 %	25,6 g 91 %	3,3 g 5 %
Kokosnussraspeln	1 EL (10 g)	61	**610**	0,6 g 4 %	6,3 g 92 %	0,6 g 4 %
Kürbiskerne	1 EL (20 g)	112	**560**	4,9 g 17 %	9,1 g 73 %	2,8 g 10 %
Leinsamen	1 EL (15 g)	56	**372**	3,7 g 26 %	4,6 g 74 %	0,0 g 0 %
Macadamianuss	1 Stk. (2 g)	14	**676**	0,2 g 6 %	1,5 g 94 %	0,0 g 0 %
Mandel	1 Stk. (2 g)	11	**569**	0,4 g 14 %	1,1 g 83 %	0,1 g 3 %

LEBENSMITTEL	Pkg./Port./ Stk./EL Menge (g)	kcal/ Portion	**kcal/ 100 g**	Nährstoffgehalt/Portion Prozentanteil/Kalorien		
				EW	F	KH
Mandel gerieben	1 EL (8 g)	46	**569**	1,5 g 13 %	4,3 g 84 %	0,3 g 3 %
Mandel geröstet	1 Stk. (1 g)	6	**586**	0,2 g 14 %	0,5 g 79 %	0,1 g 7 %
Maroni			**173**	2,5 g 6 %	1,9 g 10 %	36,0 g 84 %
Mohn	1 EL (8 g)	38	**472**	1,6 g 17 %	3,4 g 80 %	0,3 g 3 %
Paranuss	1 Stk. (1 g)	3	**317**	0,1 g 13 %	0,3 g 87 %	0,0 g 0 %
Pecanuss	1 Stk. (2 g)	14	**692**	0,2 g 6 %	1,4 g 91 %	0,1 g 3 %
Pinienkerne	1 EL (20 g)	115	**575**	4,8 g 17 %	10,1 g 78 %	1,5 g 5 %
Pistazie	1 Stk. (1 g)	3	**305**	0,1 g 11 %	0,3 g 78 %	0,1 g 11 %
Pistazie geröstet	1 EL (20 g)	125	**627**	3,6 g 11 %	11,1 g 79 %	3,2 g 10 %
Sesam			**559**	17,7 g 13 %	50,4 g 80 %	10,2 g 7 %
Sonnenblumenkerne	1 EL (20 g)	115	**574**	4,5 g 15 %	9,8 g 76 %	2,5 g 9 %
Walnuss	1Stk. (2 g)	13	**654**	0,3 g 9 %	1,2 g 85 %	0,2 g 6 %
Walnuss gerieben	1 EL (8 g)	52	**654**	1,2 g 9 %	5,0 g 84 %	0,9 g 7 %

LEBENSMITTEL	Pkg./Port./ Stk./EL Menge (g)	kcal/ Portion	**kcal/ 100 g**	Nährstoffgehalt/Portion Prozentanteil/Kalorien		
				EW	F	KH
ALKOHOLFREIE GETRÄNKE						
Ananas Fruchtnektar	1/4 l	175	**70**	0,5 g 1 %	0,2 g 1 %	41,6 g 98 %
Ananas Fruchtsaft	1/4 l	148	**59**	1,1 g 3 %	0,3 g 2 %	33,4 g 95 %
Apfel Fruchtnektar	1/4 l	161	**65**	0,4 g 1 %	0,4 g 2 %	38,3 g 97 %
Apfel Fruchtsaft	1/4 l	123	**49**	0,8 g 3 %	0,8 g 6 %	26,5 g 91 %
Birne Fruchtnektar	1/4 l	169	**68**	0,6 g 1 %	0,3 g 2 %	41,0 g 97 %
Birne Fruchtsaft	1/4 l	135	**54**	1,2 g 3 %	0,6 g 4 %	32,2 g 93 %
Cola-Getränke kalorienarm	1/4 l	9	**4**	0,0 g 0 %	0,0 g 0 %	0,3 g 100 %
Cola-Getränke	1/4 l	152	**61**	8,3 g 23 %	0,0 g 0 %	27,1 g 77 %
Eistee kalorienarm	1/4 l	25	**10**	0,0 g 0 %	0,0 g 0 %	5,5 g 100 %
Eistee mit Früchten	1/4 l	85	**34**	0,0 g 0 %	0,0 g 0 %	21,8 g 100 %
Fruchtsirup	1 EL (12 g)	35	**289**	0,0 g 0 %	0,0 g 0 %	8,5 g 100 %
Grapefruit Fruchtsaft	1/4 l	119	**48**	1,4 g 6 %	0,3 g 3 %	21,2 g 91 %

LEBENSMITTEL	Pkg./Port./ Stk./EL Menge (g)	kcal/ Portion	**kcal/ 100 g**	Nährstoffgehalt/Portion Prozentanteil/Kalorien		
				EW	F	KH
Heiße Schokolade	1 Tasse (150 ml)	196	**131**	5,0 g 10 %	5,4 g 25 %	31,3 g 65 %
Holunder Fruchtsaft	1/4 l	125	**50**	5,8 g 21 %	1,0 g 8 %	20,0 g 71 %
Johannisbeere, rot Fruchtsaft	1/4 l	256	**103**	2,3 g 4 %	0,4 g 1 %	55,9 g 95 %
Kaffee ohne Milch, ohne Zucker	1 Tasse (150 ml)	3	**2**	0,3 g 37 %	0,0 g 0 %	0,5 g 63 %
Kaffee mit Milch	1 Tasse (150 ml)	6	**4**	0,5 g 30 %	0,2 g 28 %	0,7 g 42 %
Kaffee mit Milch und Zucker	1 Tasse (150 ml)	18	**12**	0,4 g 9 %	0,2 g 11 %	3,5 g 80 %
Karottensaft	1/4 l	54	**22**	2,2 g 17 %	0,4 g 7 %	9,9 g 76 %
Limonaden kalorienarm	1/4 l	8	**3**	0,0 g 0 %	0,0 g 0 %	1,1 g 100 %
Limonaden durchschnittlich	1/4 l	104	**42**	0,0 g 0 %	0,0 g 0 %	25,0 g 100 %
Malzkaffee	1 Tasse (150 ml)	3	**2**	0,0 g 0 %	0,0 g 0 %	0,8 g 100 %
Marillen Fruchtnektar (Aprikosen)	1/4 l	146	**58**	0,8 g 2 %	0,1 g 1 %	34,1 g 97 %
Marillen Fruchtsaft (Aprikosen)	1/4 l	111	**45**	2,1 g 8 %	0,2 g 2 %	22,9 g 90 %
Mineralwasser	1/4 l	0	**0**	0,0 g 0 %	0,0 g 0 %	0,0 g 0 %

LEBENSMITTEL	Pkg./Port./ Stk./EL Menge (g)	kcal/ Portion	**kcal/ 100 g**	Nährstoffgehalt/Portion Prozentanteil/Kalorien		
				EW	F	KH
Orangen Fruchtnektar	1/4 l	157	**63**	1,2 g 3 %	0,2 g 1 %	35,9 g 96 %
Orangen Fruchtsaft	1/4 l	112	**45**	2,3 g 9 %	0,4 g 4 %	22,0 g 87 %
Roter-Rüben-Gemüsesaft	1/4 l	88	**35**	3,4 g 16 %	0,2 g 2 %	17,3 g 82 %
Sanddornbeere Fruchtsaft	1/4 l	219	**87**	3,3 g 6 %	14,8 g 64 %	15,7 g 30 %
Tee	1 Tasse (150 ml)	1	**0**	0,2 g 100 %	0,0 g 0 %	0,0 g 0 %
Tee mit Milch und Zucker	1 Tasse (150 ml)	15	**10**	0,3 g 8 %	0,2 g 12 %	3,1 g 80 %
Trinkmolke	1/4 l	62	**25**	2,0 g 13 %	0,6 g 9 %	11,7 g 78 %
Weichsel Fruchtnektar	1/4 l	152	**61**	0,7 g 2 %	0,3 g 2 %	34,9 g 96 %
ALKOHOLISCHE GETRÄNKE						
Bier alkoholfrei	1 Halbe (500 ml)	128	**26**	- -	- -	- -
Bier dunkel	1 Halbe (500 ml)	187	**37**	- -	- -	- -
Bier Export hell	1 Halbe (500 ml)	221	**44**	- -	- -	- -
Bier Export dunkel	1 Halbe (500 ml)	217	**43**	- -	- -	- -

LEBENSMITTEL	Pkg./Port./ Stk./EL Menge (g)	kcal/ Portion	**kcal/ 100 g**	Nährstoffgehalt/Portion Prozentanteil/Kalorien		
				EW	F	KH
Bier hell	1 Halbe (500 ml)	194	**39**	- -	- -	- -
Bier Pils hell	1 Halbe (500 ml)	211	**42**	- -	- -	- -
Starkbier	1 Halbe (500 ml)	299	**60**	- -	- -	- -
Bockbier hell	1 Halbe (500 ml)	299	**60**	- -	- -	- -
Campari	1 Glas (5 cl)	75	**150**	- -	- -	- -
Champagner trocken	1 Glas (0,1 l)	79	**79**	- -	- -	- -
Cherry Brandy	2 cl	61	**306**	- -	- -	- -
Cognac	2 cl	48	**237**	- -	- -	- -
Crème de Cacao	2 cl	57	**284**	- -	- -	- -
Curacao	2 cl	64	**318**	- -	- -	- -
Daiquiri	1 Glas (0,2 l)	170	**85**	- -	- -	- -
Dessertwein i. D.	1/8 l	200	**160**	- -	- -	- -
Eierlikör	2 cl	57	**285**	- -	- -	- -

LEBENSMITTEL	Pkg./Port./ Stk./EL Menge (g)	kcal/ Portion	kcal/ 100 g	Nährstoffgehalt/Portion Prozentanteil/Kalorien		
				EW	F	KH
Eiswein Beerenauslese	1/8 l	122	**98**	- -	- -	- -
Fruchtbrandy	2 cl	61	**306**	- -	- -	- -
Gin	2 cl	53	**263**	- -	- -	- -
Gin Fizz	1 Glas (0,2 l)	140	**70**	- -	- -	- -
Gin Tonic	1 Glas (0,2 l)	170	**85**	- -	- -	- -
Glühwein	1/4 l	261	**105**	- -	- -	- -
Grand Manier	2 cl	64	**318**	- -	- -	- -
Hefe-Weizenbier	1 Halbe (500 ml)	191	**38**	- -	- -	- -
Himbeergeist	2 cl	49	**242**	- -	- -	- -
Johannisbeerwein	1/8 l	93	**74**	- -	- -	- -
Kaffeelikör	2 cl	57	**284**	- -	- -	- -
Kirschwasser	2 cl	49	**242**	- -	- -	- -
Korn	2 cl	39	**178**	- -	- -	- -

LEBENSMITTEL	Pkg./Port./ Stk./EL Menge (g)	kcal/ Portion	**kcal/ 100 g**	Nährstoffgehalt/Portion Prozentanteil/Kalorien		
				EW	F	KH
Kräuterlikör	2 cl	50	**248**	- -	- -	- -
Madeirawein	1/8 l	209	**167**	- -	- -	- -
Malzbier	1 Halbe (500 ml)	275	**55**	- -	- -	- -
Maraschino	2 cl	64	**318**	- -	- -	- -
Marsala	1/8 l	125	**100**	- -	- -	- -
Most	1/4 l	107	**43**	- -	- -	- -
Obstbranntwein	2 cl	50	**248**	- -	- -	- -
Obstwein	1/8 l	82	**66**	- -	- -	- -
Perlwein	1/8 l	99	**79**	- -	- -	- -
Portwein	1/8 l	192	**153**	- -	- -	- -
Radler	1 Halbe (500 ml)	170	**34**	- -	- -	- -
Roséwein	1/8 l	110	**88**	- -	- -	- -
Rotwein mittel	1/8 l	83	**66**	- -	- -	- -

LEBENSMITTEL	Pkg./Port./ Stk./EL Menge (g)	kcal/ Portion	kcal/ 100 g	Nährstoffgehalt/Portion Prozentanteil/Kalorien		
				EW	F	KH
Rotwein schwer	1/8 l	98	**78**	- -	- -	- -
Rum 38 %	2 cl	46	**231**	- -	- -	- -
Sangria	1/4 l	250	**100**	- -	- -	- -
Sekt	1 Glas (0,1 l)	79	**79**	- -	- -	- -
Sekt mit Orangensaft	1 Glas (0,2 l)	75	**38**	- -	- -	- -
Sherry trocken	1 Glas (5 cl)	58	**117**	- -	- -	- -
Weißbier	1 Halbe (500 ml)	213	**43**	- -	- -	- -
Weißwein Auslese	1/8 l	122	**98**	- -	- -	- -
Weißwein halbtrocken od. Spätlese	1/8 l	93	**74**	- -	- -	- -
Wermut süß	1 Glas (5 cl)	78	**156**	- -	- -	- -
Wermut trocken	1 Glas (5 cl)	63	**126**	- -	- -	- -
Whiskey	4 cl	100	**250**	- -	- -	- -
Wodka	2 cl	46	**231**	- -	- -	- -

LEBENSMITTEL	Pkg./Port./ Stk./EL Menge (g)	kcal/ Portion	**kcal/ 100 g**	Nährstoffgehalt/Portion Prozentanteil/Kalorien		
				EW	F	KH
GEWÜRZE						
Anis Gewürz	1 Msp. (1 g)	4	**357**	0,2 g 19 %	0,2 g 43 %	0,4 g 38 %
Basilikum frisch	1 Msp. (5 g)	2	**41**	0,2 g 40 %	0,0 g 0 %	0,3 g 60 %
Bohnenkraut getrocknet	1 Msp. (1 g)	3	**298**	0,1 g 12 %	0,1 g 27 %	0,5 g 61 %
Chilisoße	1 EL (15 g)	30	**198**	1,1 g 15 %	1,5 g 46 %	2,9 g 39 %
Currypulver	1 Msp. (1 g)	3	**319**	0,1 g 12 %	0,1 g 27 %	0,5 g 61 %
Essig	1 EL (25 g)	5	**19**	0,1 g 33 %	0,0 g 0 %	0,2 g 67 %
Gelatine	1 Blatt (2 g)	7	**343**	1,7 g 100 %	0,0 g 0 %	0,0 g 0 %
Hefe	1 Würfel (42 g)	27	**64**	5,0 g 75 %	0,5 g 17 %	0,5 g 8 %
Hefe-Flocken	1 EL (5 g)	18	**361**	2,2 g 48 %	0,3 g 15 %	1,7 g 37 %
Kümmel	1 Msp. (1 g)	4	**362**	0,2 g 19 %	0,2 g 43 %	0,4 g 38 %
Lorbeerblatt	1 Blatt (4 g)	12	**303**	0,3 g 10 %	0,3 g 24 %	1,9 g 66 %
Majoran getrocknet	1 Msp. (1 g)	3	**287**	0,1 g 14 %	0,1 g 31 %	0,4 g 55 %

LEBENSMITTEL	Pkg./Port./ Stk./EL Menge (g)	kcal/ Portion	**kcal/ 100 g**	Nährstoffgehalt/Portion Prozentanteil/Kalorien		
				EW	F	KH
Oregano getrocknet	1 Msp. (1 g)	3	**338**	0,1 g 12 %	0,1 g 27 %	0,5 g 61 %
Paprika edelsüß	1 Msp. (1 g)	3	**317**	0,2 g 24 %	0,1 g 28 %	0,4 g 48 %
Pfeffer weiß	1 Msp. (1 g)	3	**322**	0,1 g 14 %	0,0 g 0 %	0,6 g 86 %
Schnittlauch frisch	1 EL (5 g)	1	**27**	0,2 g 67 %	0,0 g 0 %	0,1 g 33 %
Senf	1 TL (5 g)	4	**86**	0,3 g 29 %	0,2 g 43 %	0,3 g 28 %
Sojasoße	1 EL (10 g)	11	**114**	1,1 g 39 %	0,5 g 40 %	0,6 g 21 %
Suppengrün frisch	1 Port. (150 g)	28	**19**	1,8 g 27 %	0,3 g 10 %	4,3 g 63 %
Suppenwürfel	1 Stk. (4 g)	6	**149**	0,7 g 45 %	0,2 g 29 %	0,4 g 26 %
Tomatenmark	1 EL (25 g)	19	**74**	1,1 g 24 %	0,1 g 5 %	3,2 g 71 %
Tortengusspulver	1 Päck. (13 g)	46	**351**	0,0 g 0 %	0,0 g 0 %	11,2 g 100 %
Vanillinzucker	1 Päck. (8 g)	32	**405**	0,0 g 0 %	0,0 g 0 %	8,0 g 100 %
Worcestersoße	1 EL (15 g)	23	**153**	0,5 g 10 %	0,3 g 14 %	3,8 g 76 %
Zimt	1 Msp. (1 g)	3	**272**	0,0 g 0 %	0,0 g 0 %	0,6 g 100 %

LEBENSMITTEL	Pkg./Port./ Stk./EL Menge (g)	kcal/ Portion	kcal/ 100 g	Nährstoffgehalt/Portion Prozentanteil/Kalorien		
				EW	F	KH
SÜSSES, SNACKS und KNABBEREIEN						
After Eight (Nestlé)	1 Stk. (8 g)	45	**563**	0,2 g 2 %	1,1 g 30 %	5,8 g 68 %
Amicelli (Masterfoods)	1 Stk. (12,5 g)	63	**507**	0,8 g 5 %	3,4 g 48 %	7,5 g 47 %
Ananas kandiert	1 Stk. (12 g)	32	**263**	0,0 g 0 %	0,0 g 0 %	7,7 g 100 %
Balisto Korn (Masterfoods)	1 Stk. (20 g)	103	**516**	1,4 g 6 %	5,4 g 47 %	12,2 g 47 %
Banjo (Masterfoods)	1 Stk. (31 g)	171	**552**	1,8 g 4 %	10,9 g 58 %	16,4 g 38 %
Bensdorp Gold Erdbeer Schokolade (Suchard)	1 Rippe (16,7 g)	88	**529** = 1 Taf.	0,7 g 3 %	5,4 g 55 %	9,5 g 42 %
Biskotten (Manner)	1 Stk. (5 g)	15	**303**	0,4 g 10 %	0,2 g 12 %	3,1 g 78 %
Bitterschokolade	1 Rippe (16,7 g)	65	**394** = 1 Taf.	1,8 g 11 %	3,0 g 42 %	7,6 g 47 %
Bounty (Masterfoods)	1 Stk. (28 g)	132	**471**	1,1 g 3 %	15,8 g 81 %	7,2 g 16 %
Corny Müsliriegel Schoko-Banane	1 Stk. (25 g)	102	**408**	1,5 g 6 %	3,4 g 30 %	16,3 g 64 %
Diät Alpenmilch Schokolade (Suchard)	1 Rippe (16,5 g)	79	**481** = 1 Taf.	1,0 g 5 %	5,2 g 59 %	7,1 g 36 %
Diät Noisette Schokolade (Suchard)	1 Rippe (16,5 g)	83	**500** = 1 Taf.	1,2 g 6 %	5,6 g 62 %	6,5 g 32 %

LEBENSMITTEL	Pkg./Port./Stk./EL Menge (g)	kcal/ Portion	kcal/ 100 g	Nährstoffgehalt/Portion Prozentanteil/Kalorien		
				EW	F	KH
Dinkel-Kekse (Allos)	1 Pkg. (125 g)	563	**450**	9,3 g 6 %	30,3 g 49 %	63,4 g 45 %
Dragee Keksi, hell (Manner)	1 Stk. (2,6 g)	11	**438**	0,2 g 7 %	0,6 g 46 %	1,4 g 47 %
Dr. Kousa Bodybalance Ballaststoffriegel (Apfel-Guar) (Milupa)	1 Riegel (25 g)	70	**280**	1,8 g 10 %	2,0 g 26 %	11,3 g 64 %
duplo (Ferrero)	1 Stk. (18 g)	98	**542**	1,2 g 5 %	6,0 g 55 %	9,7 g 40 %
Durchbeißer (Storck)	1 Stk. (9 g)	38	**421**	0,2 g 2 %	1,1 g 25 %	7,1 g 73 %
Eiskonfekt	1 Stk. (15 g)	78	**522**	0,6 g 3 %	4,7 g 54 %	8,5 g 43 %
Fanfare Haselnuss (Masterfoods)	1 Stk. (6,2 g)	32	**510**	0,4 g 5 %	1,7 g 48 %	3,7 g 47 %
Feine Choko-Toffees kalorienreduziert (Schneekoppe)	1 Stk. (8 g)	26	**320**	0,2 g 4 %	1,4 g 57 %	2,2 g 39 %
Feine Sahne-Caramel-Bonbons (Schneekoppe)	1 Stk. (5 g)	15	**290**	0,1 g 2 %	0,5 g 24 %	3,6 g 74 %
Ferrero Küsschen	1 Stk. (9 g)	53	**596**	0,8 g 6 %	4,1 g 69 %	3,3 g 25 %
Ferrero Rocher	1 Stk. (13 g)	72	**562**	1,2 g 7 %	5,1 g 64 %	5,2 g 29 %
Fioretto Nougat (Lindt Sprüngli)	1 Stk. (23 g)	71	**543**	1,0 g 5 %	4,4 g 56 %	6,9 g 39 %

LEBENSMITTEL	Pkg./Port./ Stk./EL Menge (g)	kcal/ Portion	kcal/ 100 g	Nährstoffgehalt/Portion Prozentanteil/Kalorien		
				EW	F	KH
Fisherman´s Friend Extra frisch Mint (Lofthouse of Fleetwood Ltd.)	1 Stk. (1,25 g)	3	**242**	0,0 g 0 %	0,0 g 0 %	1,2 g 100 %
Giotto (Ferrero)	1 Stk. (4,5 g)	28	**622**	0,6 g 9 %	2,2 g 71 %	1,4 g 20 %
Grissini traditional (Bell´Italia)	1 Stk. (5 g)	20	**401**	0,7 g 14 %	0,3 g 14 %	3,6 g 72 %
Goldbären (Haribo)	1 Stk. (2,3 g)	8	**340**	0,2 g 9 %	0,0 g 0 %	1,8 g 91 %
Goldmignon (Manner)	1 Stk. (7 g)	36	**512**	0,5 g 6 %	2,0 g 50 %	3,9 g 44 %
Happy Cola (Haribo)	1 Stk. (3,7 g)	13	**340**	0,3 g 9 %	0,0 g 0 %	2,9 g 91 %
Haushaltsschokolade (Manner)			**478**	4,0 g 3 %	21,8 g 41 %	66,2 g 56 %
Hofbauer Für Verwöhnte (Lindt Sprüngli)	1 Stk. (12,5 g)	66	**527**	0,9 g 5 %	3,9 g 54 %	6,8 g 41 %
Hofbauer Mozartkugeln in Zartbitter-Schokolade (Lindt Sprüngli)	1 Stk. (20 g)	103	**516**	1,6 g 6 %	6,4 g 56 %	9,8 g 38 %
Ice Fresh (Storck)	1 Stk. (5,8 g)	23	**390**	0,0 g 0 %	0,0 g 0 %	5,6 g 100 %
Kaiser Biomenthol Hals- und Hustenbonbons	1 Stk. (4 g)	9	**235**	0,0 g 0 %	0,0 g 0 %	4,0 g 100 %
Kaugummi	1 Stk. (3,3 g)	13	**387**	0,0 g 0 %	0,0 g 0 %	3,1 g 100 %

LEBENSMITTEL	Pkg./Port./ Stk./EL Menge (g)	kcal/ Portion	kcal/ 100 g	Nährstoffgehalt/Portion Prozentanteil/Kalorien		
				EW	F	KH
Kinder Bueno (Ferrero)	1 Stk. (21,5 g)	123	**571**	1,8 g 6 %	8,3 g 61 %	10,2 g 33 %
Kinder Milchschnitte (Ferrero)	1 Stk. (28 g)	117	**418**	2,5 g 8 %	10,1 g 70 %	7,4 g 22 %
Kinder Schokolade (Ferrero)	1 Riegel (12,5 g)	69	**550**	1,3 g 7 %	4,3 g 56 %	6,4 g 37 %
Kinder Überraschung (Ferrero)	1 Stk. (20 g)	117	**562**	1,9 g 7 %	7,5 g 58 %	10,4 g 35 %
Kit Kat (Nestlé)	1 Stk. (48 g)	243	**507**	3,0 g 5 %	12,0 g 44 %	31,0 g 51 %
Knoppers (Storck)	1 Stk. (25 g)	132	**528**	2,0 g 6 %	8,0 g 55 %	13,0 g 39 %
Kornland Müsli-Riegel Apfel-Nuss ohne Zucker (Bahlsen)	1 Stk. (20 g)	72	**360**	1,5 g 8 %	1,8 g 21 %	13,8 g 71 %
Küfferle Katzenzungen (Lindt Sprüngli)	1 Stk. (4,2 g)	23	**549**	0,4 g 7 %	1,5 g 59 %	2,0 g 34 %
Lebkuchen-Brezeln (Bahlsen)	1 Stk. (14,3 g)	58	**403**	1,1 g 7 %	1,6 g 25 %	10,0 g 68 %
Leibniz Butterkeks (Bahlsen)	1 Stk. (5 g)	22	**444**	0,5 g 9 %	0,6 g 24 %	3,8 g 67 %
Lindt Cognac (Lindt Sprüngli)	1 Rippe (16,7 g)	78	**468** = 1 Taf.	0,7 g 4 %	3,6 g 44 %	9,6 g 52 %
Lindt Excellance, extra cremig (Lindt Sprüngli)	1 Rippe (16,7 g)	93	**560** = 1 Taf.	1,2 g 5 %	6,2 g 59 %	8,5 g 36 %

LEBENSMITTEL	Pkg./Port./ Stk./EL Menge (g)	kcal/ Portion	kcal/ 100 g	Nährstoffgehalt/Portion Prozentanteil/Kalorien		
				EW	F	KH
Lindt Hauchdünn Milch (Lindt Sprüngli)	1 Stk. (3 g)	17	**550**	0,2 g 5 %	1,1 g 58 %	1,6 g 37 %
Lindt Lindorkugeln Milch (Lindt Sprüngli)	1 Stk. (15 g)	92	**615**	0,7 g 3 %	7,1 g 69 %	6,6 g 28 %
Lindt Vollmilch (Lindt Sprüngli)	1 Rippe (16,7 g)	90	**536** = 1 Taf.	1,2 g 5 %	5,3 g 54 %	9,3 g 41 %
Loacker Cocco (Loacker)	1 Stk. (2 g)	10	**516**	0,1 g 6 %	0,6 g 48 %	1,2 g 46 %
Maltesers (Masterfoods)	1 Stk. (2 g)	10	**486**	0,2 g 6 %	0,5 g 43 %	1,2 g 51 %
Mandel dragiert	1 Stk. (5 g)	27	**536**	0,8 g 12 %	2,2 g 72 %	1,1 g 16 %
Mars Mandel (Masterfoods)	1 Stk. (58 g)	291	**502**	3,8 g 5 %	16,2 g 50 %	32,5 g 45 %
Marzipan			**459**	6,1 g 5 %	17,6 g 35 %	68,6 g 60 %
merci Pur Helle Sahne (Storck)	1 Stk. (6,25 g)	36	**580**	0,4 g 4 %	2,5 g 62 %	3,1 g 34 %
merci Vielfalt (Mischung) (Storck)	1 Stk. (12,5 g)	69	**550**	1,0 g 6 %	4,7 g 60 %	6,0 g 34 %
Messino Edelherb (Bahlsen)	1 Stk. (12,5 g)	55	**438**	0,5 g 4 %	2,3 g 37 %	8,3 g 59 %
Mignon Schnitten (Manner)	1 Stk. (7 g)	35	**506**	0,4 g 5 %	1,9 g 50 %	3,9 g 45 %
Milka Alpenvollmilch Schokolade (Suchard)	1 Rippe (16,7 g)	88	**524** = 1 Taf.	1,1 g 5 %	5,1 g 52 %	9,5 g 43 %

LEBENSMITTEL	Pkg./Port./ Stk./EL Menge (g)	kcal/ Portion	kcal/ 100 g	Nährstoffgehalt/Portion Prozentanteil/Kalorien		
				EW	F	KH
Milka Leo (Suchard)	1 Stk. (33,3 g)	178	**536**	2,2 g 5 %	10,5 g 53 %	19,0 g 42 %
Milka Luflée (Suchard)	1 Rippe (16,7 g)	87	**523** = 1 Taf.	1,1 g 5 %	4,7 g 50 %	9,6 g 45 %
Milka Milkinis Schokolade (Suchard)	1 Rippe (16,7 g)	94	**560** = 1 Taf.	1,5 g 6 %	6,3 g 61 %	7,8 g 33 %
Milka Naps (Suchard)	1 Stk. (4,6 g)	24	**526**	0,3 g 5 %	1,4 g 52 %	2,6 g 43 %
Milka Sahne Creme Schokolade (Suchard)	1 Rippe (16,7 g)	100	**600** = 1 Taf.	1,0 g 4 %	7,6 g 67 %	7,4 g 29 %
Milky Way (Masterfoods)	1 Stk. (26 g)	117	**451**	0,9 g 3 %	4,3 g 33 %	18,6 g 64 %
Mon Chéri (Ferrero)	1 Stk. (11 g)	47	**421**	0,4 g 3 %	2,2 g 42 %	6,5 g 55 %
M&M´s Erdnuss (Masterfoods)	1 Pkg. (45 g)	231	**514**	4,4 g 8 %	12,4 g 48 %	25,5 g 44 %
nimm2 (Storck)	1 Stk. (6,25 g)	23	**375**	0,0 g 0 %	0,0 g 0 %	5,8 g 100 %
nimm2 Lachgummi (Storck)	1 Stk. (3 g)	10	**340**	0,2 g 9 %	0,0 g 0 %	2,1 g 91 %
Nuts Haselnuss (Nestlé)	1 Stk. (50 g)	242	**483**	2,8 g 4 %	12,5 g 47 %	29,5 g 49 %
Ohne Gleichen Vollmilch (Bahlsen)	1 Stk. (10,4 g)	60	**576**	0,9 g 6 %	4,0 g 59 %	5,3 g 35 %
Original Wiener Rohkost Hofbauer (Lindt Sprüngli)			**399**	3,5 g 4 %	13,9 g 31 %	65,2 g 65 %

LEBENSMITTEL	Pkg./Port./ Stk./EL Menge (g)	kcal/ Portion	kcal/ 100 g	Nährstoffgehalt/Portion Prozentanteil/Kalorien EW	F	KH
Ovomaltine Riegel (Wander)	1 Riegel (20 g)	87	**437**	2,3 g 11 %	2,9 g 30 %	13,0 g 59 %
Pfeffernüsse (Manner)	1 Stk. (6,5 g)	15	**224**	0,2 g 4 %	0,0 g 0 %	4,5 g 96 %
Prebiotischer Traubenzucker Erdbeere (Haas)	1 Rolle (44 g)	170	**386**	0,0 g 0 %	0,4 g 2 %	43,1 g 98 %
Prinzenrolle Schoko (De Beukelaer)	1 Stk. (13,9 g)	64	**461**	0,6 g 4 %	2,9 g 42 %	8,4 g 54 %
Punschglasur (Manner)			**297**	0,0 g 0 %	0,0 g 0 %	74,2 g 100 %
Raffaello (Ferrero)	1 Stk. (10 g)	60	**600**	1,0 g 7 %	4,8 g 70 %	3,6 g 23 %
Reiswaffeln (Engelbert Bio Naturprodukte)	1 Stk. (8,3 g)	33	**399**	0,6 g 8 %	0,3 g 8 %	7,1 g 84 %
Ricola Kräuter Original	1 Stk. (3,8 g)	9	**237**	0,0 g 0 %	0,0 g 0 %	3,6 g 100 %
Riesen (Storck)	1 Stk. (9,3 g)	40	**432**	0,4 g 4 %	1,7 g 37 %	6,0 g 59 %
Ritter Sport Jogurt	1 Rippe (25 g)	142	**568** = 1 Taf.	1,8 g 5 %	9,5 g 60 %	12,5 g 35 %
Sacherglasur (Manner)			**402**	2,0 g 2 %	16,0 g 36 %	61,8 g 62 %
Schokobananen (Manner)	1 Stk. (12 g)	43	**357**	0,2 g 2 %	1,6 g 33 %	7,0 g 65 %
Schokokeksi (Manner)	1 Stk. (3,4 g)	14	**423**	0,2 g 6 %	0,6 g 37 %	2,1 g 57 %

LEBENSMITTEL	Pkg./Port./ Stk./EL Menge (g)	kcal/ Portion	kcal/ 100 g	Nährstoffgehalt/Portion Prozentanteil/Kalorien		
				EW	F	KH
Schokoladen-streuselflocken			**442**	6,3 g 6 %	19,8 g 40 %	59,4 g 54 %
Smarties (Nestlé)	1 Rolle (40 g)	188	**470**	1,8 g 8 %	6,0 g 84 %	31,0 g 8 %
Snickers (Masterfoods)	1 Stk. (60 g)	301	**502**	5,7 g 7 %	16,9 g 51 %	31,7 g 42 %
Sportgummi Multivitamin (Egger)	1 Stk. (3,6 g)	12	**337**	0,3 g 10 %	0,0 g 0 %	2,7 g 90 %
Suchard Finessa Erdbeer-Rahm	1 Rippe (16,7 g)	98	**588** = 1 Taf.	1,0 g 4 %	6,9 g 63 %	8,1 g 33 %
Suchard Papillon Nougat Trüffel	1 Stk. (10 g)	57	**571**	0,7 g 5 %	4,0 g 62 %	4,8 g 33 %
Toffifee (merci)	1 Stk. (8,3 g)	44	**535**	0,5 g 4 %	2,4 g 51 %	4,9 g 45 %
Vanillezucker	1 Pkg. (8 g)	32	**405**	0,0 g 0 %	0,0 g 0 %	8,0 g 100 %
Vollkornbiskotten (Manner)	1 Stk. (5 g)	15	**306**	0,5 g 13 %	0,2 g 10 %	2,9 g 77 %
Werther´s Original (Storck)	1 Stk. (5,3 g)	23	**430**	0,0 g 0 %	0,5 g 20 %	4,6 g 80 %
Wick Vital Orange oder Zitrone	1 Stk. (3,8 g)	15	**371**	0,0 g 0 %	0,0 g 0 %	3,6 g 100 %
YES Nuss (Nestlé)	1 Stk. (38 g)	170	**447**	2,0 g 4 %	10,0 g 51 %	20,0 g 45 %
Zucker weiß	1 EL (15 g)	61	**405**	0,0 g 0 %	0,0 g 0 %	15,0 g 100 %

LEBENSMITTEL	Pkg./Port./ Stk./EL Menge (g)	kcal/ Portion	kcal/ 100 g	Nährstoffgehalt/Portion Prozentanteil/Kalorien		
				EW	F	KH
EIS						
Beach Cola (Schöller)	1 Stk. (128 ml)	129	**101**	0,0 g 0 %	0,0 g 0 %	31,7 g 100 %
Beach Kiban Kirsch-Banane (Schöller)	1 Stk. (130 ml)	127	**98**	0,1 g 1 %	0,0 g 0 %	31,0 g 99 %
Becher Diabetiker Schoko-Vanille (Eskimo)	1 Stk. (120 ml)	119	**101**	3,0 g 10 %	5,5 g 42 %	14,5 g 48 %
Becher Schwarzwald (Eskimo)	1 Stk. (150 ml)	168	**112**	2,2 g 5 %	4,4 g 24 %	29,5 g 71 %
Big Sandwich (Schöller)	1 Stk. (72 ml)	157	**217**	3,0 g 8 %	7,1 g 41 %	19,9 g 51 %
Brickerl (Eskimo)	1 Stk. (50 ml)	93	**186**	1,3 g 6 %	6,5 g 63 %	7,3 g 31 %
Bum Bum (Schöller)	1 Stk. (61 g)	170	**277**	0,7 g 1 %	9,4 g 41 %	20,4 g 58 %
Calippo Limone (Eskimo)	1 Stk. (105 ml)	96	**87**	0,0 g 0 %	0,0 g 0 %	24,0 g 100 %
Cornetto Classico (Eskimo)	1 Stk. (125 ml)	253	**162**	3,6 g 6 %	15,1 g 54 %	25,7 g 40 %
Cremeeis	1 Kugel (75 ml)	141	**188**	4,9 g 14 %	6,7 g 43 %	14,9 g 43 %
Cremissimo Eiskaffee (Eskimo)	1 Becher (120 ml)	143	**119**	2,2 g 6 %	6,9 g 44 %	18,1 g 50 %
Cremissimo Erdbeerjogurt/ Waldbeer/Pfirsich (Eskimo)	1 Pkg. (1.000 ml)	920	**92**	7,0 g 3 %	15,7 g 15 %	188,4 g 82 %

LEBENSMITTEL	Pkg./Port./ Stk./EL Menge (g)	kcal/ Portion	kcal/ 100 g	Nährstoffgehalt/Portion Prozentanteil/Kalorien		
				EW	F	KH
Cremissimo Haselnuss/Vanille/ Schokolade (Eskimo)	1 Pkg. (1.000 ml)	1.140	**114**	18,2 g 6 %	51,9 g 41 %	150,5 g 53 %
Cremissimo mit Soße Vanille/Schokolade (Eskimo)	1 Pkg. (750 ml)	1.024	**137**	14,9 g 6 %	40,1 g 35 %	150,7 g 59 %
Cremissimo mit Stückchen Walnuss (Eskimo)	1 Pkg. (750 ml)	1.148	**153**	18,6 g 7 %	69,1 g 54 %	113,0 g 39 %
Eisdessert Erdbeer/Vanille/ Schokolade (Eskimo)	1 Pkg. (500 ml)	437	**87**	6,7 g 6 %	20,5 g 42 %	56,4 g 52 %
Fruchteis	1 Kugel (75 ml)	100	**132**	1,0 g 4 %	1,0 g 9 %	21,0 g 87 %
Jolly (Eskimo)	1 Stk. (57 ml)	72	**126**	0,9 g 5 %	1,9 g 24 %	12,9 g 71 %
Larry (Schöller)	1 Stk. (100 g)	87	**86**	0,4 g 2 %	0,0 g 0 %	20,3 g 98 %
Magnum Mandel (Eskimo)	1 Stk. (120 ml)	309	**258**	4,5 g 6 %	19,8 g 58 %	28,2 g 36 %
Manhattan Sandwich (Schöller)	1 Stk. (73 g)	197	**270**	3,1 g 6 %	12,3 g 57 %	18,4 g 37 %
Mars Eis (Masterfoods)	1 Stk. (50,5 g)	88	**175**	1,2 g 6 %	5,0 g 51 %	9,6 g 43 %
Milk Flip (Schöller)	1 Stk. (30 g)	38	**125**	1,5 g 16 %	0,9 g 22 %	5,8 g 62 %
Mövenpick Macao Vanilla (Schöller)	1 Stk. (90 g)	302	**336**	3,8 g 5 %	19,7 g 59 %	27,3 g 36 %
Mövenpick Tüte Brombeer-Jogurt (Schöller)	1 Stk. (100 g)	276	**276**	3,4 g 5 %	13,6 g 45 %	34,7 g 50 %

LEBENSMITTEL	Pkg./Port./ Stk./EL Menge (g)	kcal/ Portion	**kcal/ 100 g**	Nährstoffgehalt/Portion Prozentanteil/Kalorien EW	F	KH
Nogger (Eskimo)	1 Stk. (94 ml)	217	**231**	2,5 g 5 %	15,3 g 64 %	17,1 g 31 %
Paiper (Eskimo)	1 Stk. (95 ml)	89	**94**	0,8 g 4 %	0,0 g 0 %	21,4 g 96 %
Rahmeis	1 Kugel (75 ml)	187	**249**	1,3 g 3 %	15,8 g 75 %	10,7 g 22 %
Rumfass (Schöller)	1 Stk. (91 g)	174	**191**	2,2 g 5 %	8,0 g 42 %	22,6 g 53 %
Twinni (Eskimo)	1 Stk. (72 ml)	96	**133**	1,2 g 5 %	2,8 g 26 %	16,6 g 69 %
Vienetta Vanille (Eskimo)	1 Pkg. (650 ml)	861	**133**	11,1 g 5 %	56,3 g 59 %	77,5 g 36 %
KNABBEREIEN						
Bake Rolls (Brotchips) Sesam (Areso)	1 Pkg. (175 g)	823	**470**	21,0 g 10 %	38,5 g 42 %	98,0 g 48 %
Chips light (Kelly's)	1 Pkg. (150 g)	693	**462**	10,5 g 6 %	32,3 g 42 %	90,0 g 52 %
Mikrowellen-Popkorn			**510**	10,3 g 5 %	27,0 g 50 %	56,2 g 45 %
Popcorn (Kelly´s)			**443**	9,2 g 8 %	18,6 g 39 %	57,0 g 53 %
Soletti	1 Pkg. (80 g)	306	**383**	10,4 g 14 %	2,4 g 8 %	56,0 g 78 %
Tuc Vollkorn Cracker (De Beukelaer)	1 Stk. (4,3 g)	22	**506**	0,4 g 11 %	1,1 g 61 %	2,6 g 28 %